SOPHIA THIEL

# EINFACH SCHLANK UND FIT

**Bibliografische Information der Deutschen Nationalbibliothek:**
Die Deutsche Nationalbibliothek verzeichnet diese Publikation in der Deutschen Nationalbibliografie.
Detaillierte bibliografische Daten sind im Internet über http://dnb.d-nb.de abrufbar.

**Für Fragen und Anregungen:**
info@rivaverlag.de

Originalausgabe
6. Auflage 2017
© 2017 by riva Verlag, ein Imprint der Münchner Verlagsgruppe GmbH
Nymphenburger Straße 86
D-80636 München
Tel.: 089 651285-0
Fax: 089 652096

**In Zusammenarbeit mit:**
7NXT Health GmbH
Rungestraße 22–24
10179 Berlin

Alle Rechte, insbesondere das Recht der Vervielfältigung und Verbreitung sowie der Übersetzung,
vorbehalten. Kein Teil des Werkes darf in irgendeiner Form (durch Fotokopie, Mikrofilm oder ein
anderes Verfahren) ohne schriftliche Genehmigung des Verlages reproduziert oder unter Verwencung
elektronischer Systeme gespeichert, verarbeitet, vervielfältigt oder verbreitet werden.

Idee, Konzept, Vorwort: Sophia Thiel
Lektorat: Frauke Bahle, Adelheid Schmidt-Thomé
Rezeptentwicklung: Stefanie Ganter, Melanie Eberlein, Sophia Thiel
Umschlaggestaltung: Maria Dolecek, Berlin
Umschlagabbildung vorn: Dan Carabas, www.dancarabas.com
Umschlagabbildungen hinten: HandmadePictures/iStockphoto: li. o.,
lidante/Fotolia: u. Mi., Olha_Afanasieva/iStockphoto: o. Mi.,
Sophia Thiel privat: li. Mi., li. u., re. o., timolina/Fotolia: re. Mi.
Layout: mediathletic bild + design, www.mediathletic.com
Satz: inpunkt[w]o, Haiger, www.inpunktwo.de

Druck: Firmengruppe APPL, aprinta Druck, Wemding
Printed in Germany

ISBN Print 978-3-7423-0117-8
ISBN E-Book (PDF) 978-3-95971-540-9
ISBN E-Book (EPUB, Mobi) 978-3-95971-539-3

Weitere Informationen zum Verlag finden Sie unter

# www.rivaverlag.de

Beachten Sie auch unsere weiteren Verlage unter www.m-vg.de

SOPHIA THIEL

# EINFACH SCHLANK UND FIT

## MIT 120 REZEPTEN ZUR TRAUMFIGUR

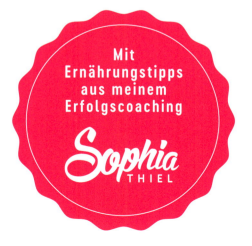

Mit Ernährungstipps aus meinem Erfolgscoaching

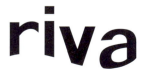

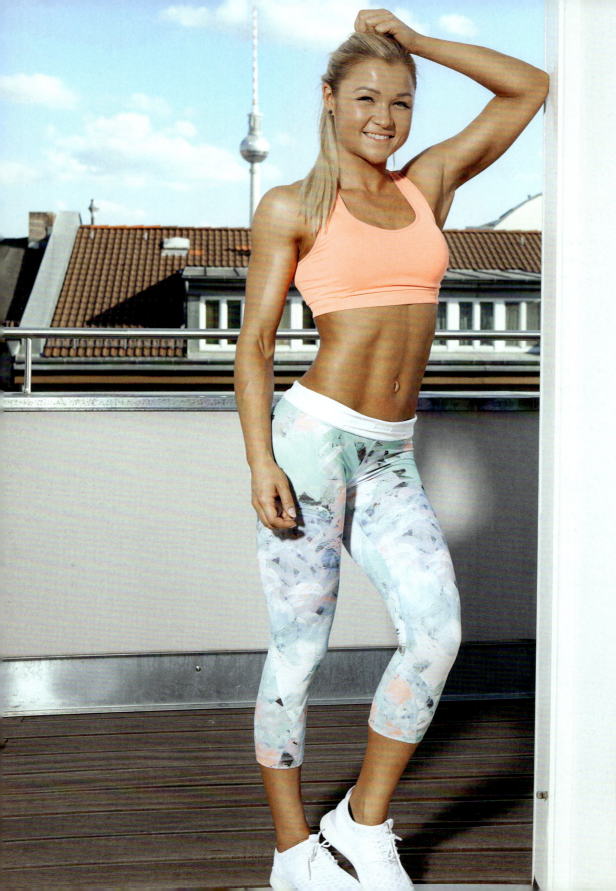

# Inhalt

| | |
|---|---|
| Hi, ich bin Sophia | 6 |
| **Mein Programm** | **9** |
| Training, Ernährung, Motivation = Erfolg | 10 |
| Einfach schlank und fit – sie haben es geschafft! | 12 |
| In drei Phasen zum neuen Ich | 14 |
| **Deine Basics der Ernährung** | **17** |
| Gesunde Nährstoffe für deinen Traumkörper | 18 |
| Die Abnehmkiller – das muss weg | 20 |
| Das erwartet dich | 21 |
| Gut vorbereitet: Tipps für den Alltag | 22 |
| **Meine Rezepte** | **25** |
| **Das Frühstück – dein Start in den Tag** | 27 |
| *Meine Top 5 der Kohlenhydratquellen* | 42 |
| **Kraftpakete zum Mittagessen – mit und ohne Kohlenhydrate** | 61 |
| *Meal Preparation – meine Tipps für dich* | 82 |
| **Abendessen – leicht und lecker genießen** | 97 |
| *Die besten Eiweißquellen* | 110 |
| **Snacks und Shakes für zwischendurch** | 137 |
| *Sophias Fitnessdips* | 148 |
| **After-Workout-Shakes** | 163 |
| *Eiweiß, Vitamine und Mineralstoffe* | 170 |
| **Anhang** | |
| Rezeptregister | 182 |
| Bildnachweis | 185 |

www.sophia-thiel.com | 5

# Hi, ich bin Sophia!

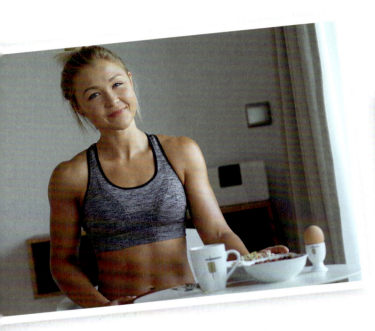
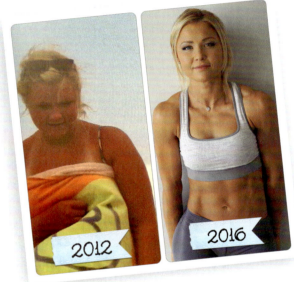
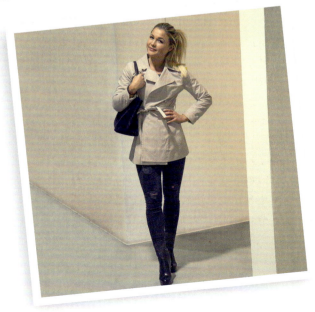
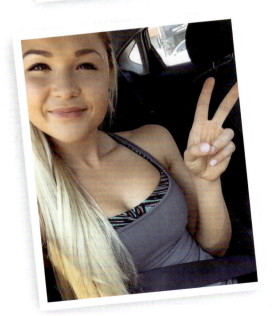

# Vorwort

Toll, dass du den ersten oder vielleicht sogar den zweiten Schritt gemacht hast, um dich zukünftig gesünder zu ernähren und dazu noch ein paar überflüssige Pfunde loszuwerden. Vielleicht kennst du mein Onlineprogramm bereits und hast in den letzten Wochen schon fleißig gemeinsam mit mir trainiert. Dann ist mein Rezeptbuch die ideale Ergänzung für dich! Vielleicht warst du aber auch auf der Suche nach Rezepten, die dich beim Abnehmen unterstützen, und bist nun bei meinem Buch gelandet. Nun, ich möchte dich mit meinen Rezepten für gesunde Ernährung begeistern und dir zeigen, wie du auch ohne Diät abnehmen kannst. Vergiss am besten sofort dieses schreckliche Wort! Lasse dich nicht von irgendwelchen Diätversprechungen verführen, die immer nur das eine bedeuten: Verzicht. Ich möchte dir zeigen, wie einfach es ist, sich bewusst zu ernähren und wie du es schaffst, nicht nur für einen kurzen Zeitraum deine Ernährung umzustellen, sondern dein Leben lang. Denn der Trick ist, mit dem *richtigen* Essen abzunehmen, nicht *ohne*. Meist sind es nur kleine Veränderungen bei deinen Gewohnheiten, durch die du schon nach kurzer Zeit sichtbare Erfolge erzielst. Wie lecker Abnehmen sein kann und dass du dabei auf nichts verzichten musst, möchte ich dir mit meinen Lieblingsrezepten in diesem Buch beweisen.

Eine der wichtigsten Zutaten bei der ganzen Sache ist Freude und dabei möchte ich dich begleiten. Denn Spaß am Kochen zu haben, regelmäßig zu essen und nicht zu hungern, und das alles mit leckeren und ausgewogenen Gerichten, ist nicht nur ein Trend, es ist der richtige Weg! Orientiere dich nicht an der ungesunden Skinny-Bewegung.

## Fit is the new sexy!

Mir ist es enorm wichtig, dass meine Rezepte einfach und schnell zuzubereiten sind, mit wenigen Zutaten auskommen und sich super in deinen Alltag integrieren lassen. Daher findest du bei meinen Rezepten immer wieder Tipps, wie du deine Mahlzeiten beispielsweise variieren kannst und was sich zum Vorkochen oder zum Mitnehmen eignet. Wichtig dabei ist immer: Das Essen muss zu deinem Leben passen, du sollst begeistert sein von der neuen Art zu essen, denn nur dann wird gesunde Ernährung ein Teil deines Lifestyles. Es ist mir extrem wichtig, dass das Essen vielfältig ist und du Spaß an gesunder Ernährung hast.

Übrigens: Einmal die Woche »cheate« ich. Das darfst du nicht nur, nein, das sollst du sogar! Das bedeutet: Iss, was immer du möchtest. Das erhöht deine Motivation und wirkt wie eine Art Belohnung für dich.

Ich wünsche dir ganz viel Freude beim Nachkochen und bin stolz, dich auf deinem Weg begleiten zu dürfen! Gemeinsam wird das ein Klacks!

Deine

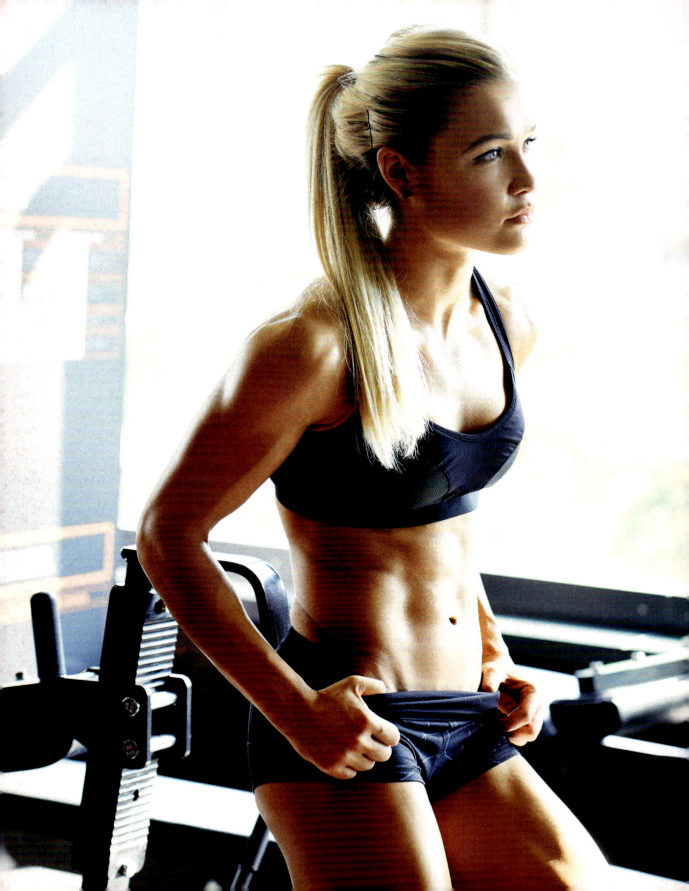

# Mein Programm

>>Ich zeige dir den Weg
zu deinem Traumkörper –
du musst nur
den ersten Schritt machen!<<

Mein Programm

# Training, Ernährung, Motivation = Erfolg

Mit meinem Onlineprogramm habe ich bereits Zehntausenden jungen Frauen gezeigt, wie man den Traumkörper bekommt, den man schon immer haben wollte und sein Gewicht dauerhaft hält. Gezieltes Training gehört natürlich dazu, aber fundamental ist eine gesunde und ausgewogene Ernährung, sie macht einen großen Teil des Erfolgs aus. In diesem Buch erfährst du, worauf es bei der Ernährung ankommt. Du wirst abnehmen, deinen Körper straffen und fitter werden. Dabei wirst du nicht nur schnell sichtbare Ergebnisse erzielen, sondern dich auch dauerhaft wohlfühlen. Natürlich darf eine ordentliche Portion Spaß nicht fehlen. Und wenn du dann auch mit mir trainieren, dich mit anderen austauschen und mehr Tipps und Wissen von mir erhalten möchtest, steige ein in mein zwölfwöchiges Onlineprogramm. Es besteht aus drei Komponenten: Ernährung, Training und Motivation.

Clips mit tollen Rezepten, die du ganz einfach nachkochen kannst. Bald wirst du entdecken, wie sich dein Körper und seine Bedürfnisse durch die Ernährung und das Training verändern. Ich zeige dir in meinem Onlineprogramm, wie du deine Ernährung an das Training und deine Fortschritte optimal anpasst. Die Rezepte in diesem Buch sind die ideale Ergänzung zum Trainingsprogramm. Aber selbst wenn du noch nicht mit dem Training begonnen hast, unterstützen dich die leckeren und gesunden Gerichte beim Abnehmen.

Mit mir lernst du alles, was du über Nahrungsmittel wissen musst, um nach den ersten zwölf Wochen weiterzumachen. So hältst du dein Gewicht oder nimmst weiter ab. Denn du weißt: Nur wer isst, nimmt langfristig ab. Der Jo-Jo-Effekt hat keine Chance!

## Ernährung – gesund und lecker

Mein Programm beinhaltet ein vollständiges, individuelles Ernährungskonzept mit E-Books, Videos und einer Vielzahl an Iss-dich-schlank-Rezepten. Darunter sind ebenfalls viele vegane Gerichte und Tipps, wie du auch ohne tierische Produkte deine Pfunde loswirst. Jede Woche gibt es neue

## Trainingsprogramm – einfach und effektiv

Dazu gibt es ein zwölfwöchiges Trainingssystem für Zuhause *und* das Fitnessstudio, damit du flexibel bist und das Training gut in deinen Alltag einbauen kannst. Mein Onlineprogramm umfasst Videos für über zwölf Stunden Workout. Du kannst ganz einfach bei dir zu Hause in Echtzeit mitmachen,

## Training, Ernährung, Motivation = Erfolg

erhältst aber zusätzlich aufeinander aufbauende Trainingspläne fürs Fitnessstudio mit Schritt-für-Schritt-Anleitungen. Denn eine korrekte Technik und sichere Ausführung sind enorm wichtig, um gezielt deinen Körper zu formen, ohne dabei Gelenke und Muskeln zu überlasten.

### Motivation – lasse dich mitreißen

In meinem Onlineprogramm begleite ich dich jeden Tag auf dem Weg zu deinem Traumkörper und erkläre dir in meinen Infovideos alles, was du wissen musst, um dauerhaft durchzuhalten und erfolgreich zu sein. In meiner Facebook-Community bekommst du viele nützliche Tipps, Tricks und weitere Rezepte. Hier kannst du dich außerdem mit deinen Mitstreiterinnen austauschen. Profitiere von meinem Wissen und meiner Erfahrung, folge mir einfach Schritt für Schritt und werde jede Woche schlanker und fitter – ohne Kalorienzählen und ohne ständigen Verzicht.

Und wenn du nach den ersten zwölf Wochen weitermachen möchtest: Kein Problem! Gern begleite ich dich ein weiteres Jahr mit dem Zwölfmonatspaket »Change Your Life«, einem Rundum-Transformationspaket für die Traumfigur deines Lebens!

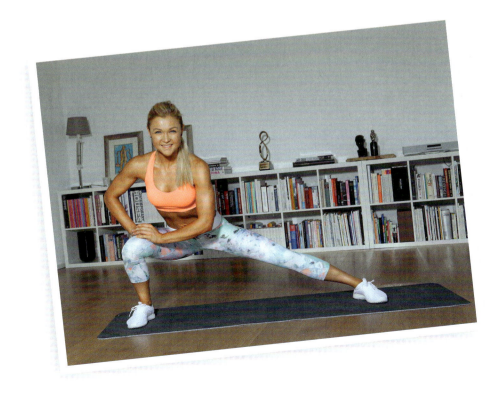

www.sophia-thiel.com | 11

Mein Programm

# Einfach schlank und fit – sie haben es geschafft!

Zehntausende junge Frauen haben sich bereits für mein Programm entschieden und ihre Ziele erreicht. Sie haben den Spaß am Sport entdeckt und genießen es, mit frischen, gesunden Lebensmitteln zu kochen. Und sie haben bewiesen, dass mit etwas Willen und dem richtigen Plan alles möglich ist. Bravo, Mädels!

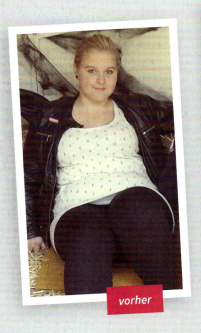
vorher

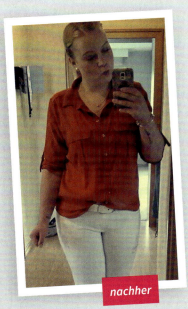
nachher

### Katharina, minus 9,4 Kilo

»Die Anmeldung ging supersimpel. Als die Einkaufsliste bereitstand, konnte ich endlich gezielt einkaufen. Als ich mir dann das Rezeptbuch ausgedruckt habe, war ich erst mal baff: Wie viel tolle Sachen man zu sich nehmen darf, um abzunehmen! Und es ist wirklich alles supereinfach nachzumachen.«

**Mein Extra:** Damit du auch mit dem Training starten und deine Ziele noch schneller erreichen kannst, findest du hier im Buch einen Gutschein-Code für mein Onlineprogramm.

## Schlank und fit – sie haben es geschafft!

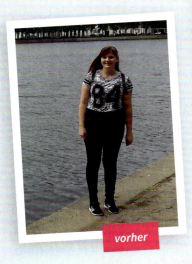
*vorher*

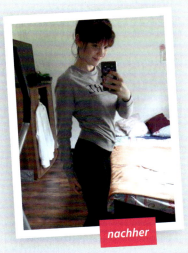
*nachher*

### Lisa, minus 20 Kilo

»Ich fühle mich wie ein komplett neuer Mensch. An meine alte Persönlichkeit kann ich mich kaum erinnern. Natürlich sehe ich auch anders aus, aber dank Sophia hat sich mein ganzes Wesen verändert. Ich bin selbstbewusster geworden, liebe mein Leben und der Spiegel ist nicht mehr mein Feind. Man kann sagen, mein Leben hat sich um 180 Grad gewendet.«

### Kira, minus 10 Kilo

»Ich habe nur von zu Hause aus trainiert und bin wirklich überrascht, dass man mit dem eigenen Körpergewicht so viel erreichen kann. Schon nach der ersten Woche hat sich sehr viel bei mir getan. Ich bin so glücklich, dass ich es geschafft habe, mein Ziel zu erreichen!«

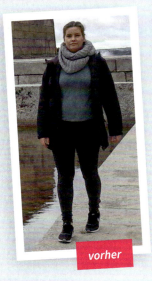
*vorher*

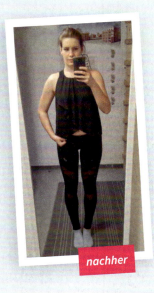
*nachher*

### Winona, minus 8 Kilo

»Mit dem 12-Wochen-Programm habe ich wirklich viele nützliche Dinge erfahren und eine Menge über Ernährung und Sport dazugelernt. Ich hätte nie gedacht, dass ich so eine Ernährungsumstellung hinkriege – und dann auch noch beibehalte. Aber das Programm hat das Unvorstellbare möglich gemacht.«

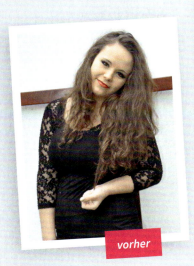
*vorher*

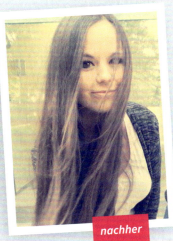
*nachher*

www.sophia-thiel.com

Mein Programm

# In drei Phasen zum neuen Ich

Wenn du mit meinem Fitnessprogramm beginnst, wird sich dein Körper verändern. Das Besondere an meinem Programm ist, dass es sich an die Bedürfnisse des Körpers anpasst. Dazu habe ich sowohl das Training als auch die Ernährung in drei Phasen unterteilt: Kick-Start, Reshape und Feel-Good.

## Phase 1: Kick-Start

Du lernst alle Basics rund um Training und Ernährung kennen und startest mit einer kohlenhydratreduzierten Ernährung, die deine Fettverbrennung ankurbelt.

## Phase 2: Reshape

Dein Essen wird an deine Erfolge angepasst und das Training wird intensiver – dadurch purzeln weitere Kilos.

## Phase 3: Feel-Good

Du straffst und formst deinen Körper und lernst, dauerhaft dein Gewicht zu halten und deine Mahlzeiten zu planen – mit den richtigen Mengen und allen wichtigen Nährstoffen.

# Das perfekte Training für Frauen

Immer mehr Frauen und Mädchen möchten nicht mehr nur superschlank sein, sondern einen gut trainierten und athletischen Körper haben. Das finde ich toll! Aber ich merke, dass viele Frauen immer noch Vorurteile gegenüber einem Fitnesstraining haben – besonders, wenn es um das Training mit Gewichten geht. Oft werde ich gefragt: »Ist Gerätetraining nicht etwas für Männer? Gibt es ein spezielles Training für Frauen? Und was muss ich tun, um einen schön definierten Körper zu bekommen?«

Meine Antwort: Frauen trainieren nicht anders als Männer. Mein Fitnessprogramm, egal ob mit dem eigenen Körpergewicht zu

Hause oder an Geräten im Studio trainiert wird, ist ideal, um den Körper zu straffen, ohne die weiblichen Formen zu verlieren. Du wirst deine Haltung verbessern, an Ausstrahlung gewinnen und jede Menge Kalorien verbrennen.

Die Angst vor dicken Muckis ist völlig unbegründet: Testosteron ist der entscheidende Faktor beim Muskelaufbau – und im Vergleich zu Männern bilden Frauen nur sehr geringe Mengen dieses Hormons. Außerdem geht es bei meinem Training nicht um Wettkämpfe und Leistungssport, sondern um den perfekt geformten Körper, den sich jede Frau erträumt. Mein Trainingsprogramm

## Das perfekte Training für Frauen

ist für jede Frau machbar und du erreichst damit ganz sicher dein Fitnessziel.

## Muskeln verbrennen Fett

Wer in kurzer Zeit abnehmen möchte, setzt meist auf Ausdauertraining, nicht wahr, Mädels? Doch was bringt ein stundenlanges Workout auf dem Laufband, wenn die Fettverbrennungsöfen – die Muskeln – nicht ausreichend vorhanden sind? Es sind vorwiegend die Muskelzellen, in denen die Energieverwertung stattfindet. Das bedeutet: Je mehr Muskulatur du aufbaust, desto mehr Fett kann dein Körper verbrennen. Und das tut er sogar im Ruhezustand. Mit anderen Worten: Krafttraining sorgt für einen hohen Kalorienverbrauch – das gilt auch für Frauen!

Das Geheimnis ist, nicht einfach nur Sport zu machen, sondern den Grundumsatz zu erhöhen. Darunter versteht man den täglichen Kalorienbedarf des Körpers im Ruhezustand, also die Energiemenge, die wir ohne körperliche Anstrengung verbrauchen. Muskeln verbrennen 24 Stunden am Tag Kalorien, auch im Schlaf. Das heißt: Nur wenn du deine Muskeln trainierst, und zwar richtig, kannst du deinen Körperfettanteil

langfristig reduzieren. Steigerst du deinen täglichen Kalorienverbrauch durch gut trainierte Muskeln zum Beispiel um nur 150 Kilokalorien, bedeutet das aufs Jahr gerechnet einen Gewichtsverlust von bis zu sieben Kilogramm.

## Dreimal 20 Minuten sind genug

Kurze intensive Trainingseinheiten sind ideal. Deshalb reichen dreimal 20 Minuten Training pro Woche zu Hause oder 45 Minuten im Studio tatsächlich aus, um den Körper schnell zu verändern. Wichtig sind die Auswahl der besten Übungen, die korrekte Ausführung und viel Abwechslung – dann schmelzen die Kilos. Außerdem muss sich das Training in den Alltag integrieren lassen, also auch in stressigen Phasen machbar sein. Aber für 20 Minuten an drei Tagen pro Woche hat doch wirklich jeder Zeit, oder? Trainiere, wann es für dich am besten passt. Eine kurze Einheit lässt sich immer realisieren, egal wie hektisch dein Tag ist.

Neugierig geworden? Dann los! Ich bin an deiner Seite und führe dich in meinem Onlineprogramm Schritt für Schritt zu deiner Wunschfigur. Schau jetzt rein auf www.sophia-thiel.com.

*»Ein fitter, gesunder und weiblich geformter Körper – dahin führt dich mein Programm!«*

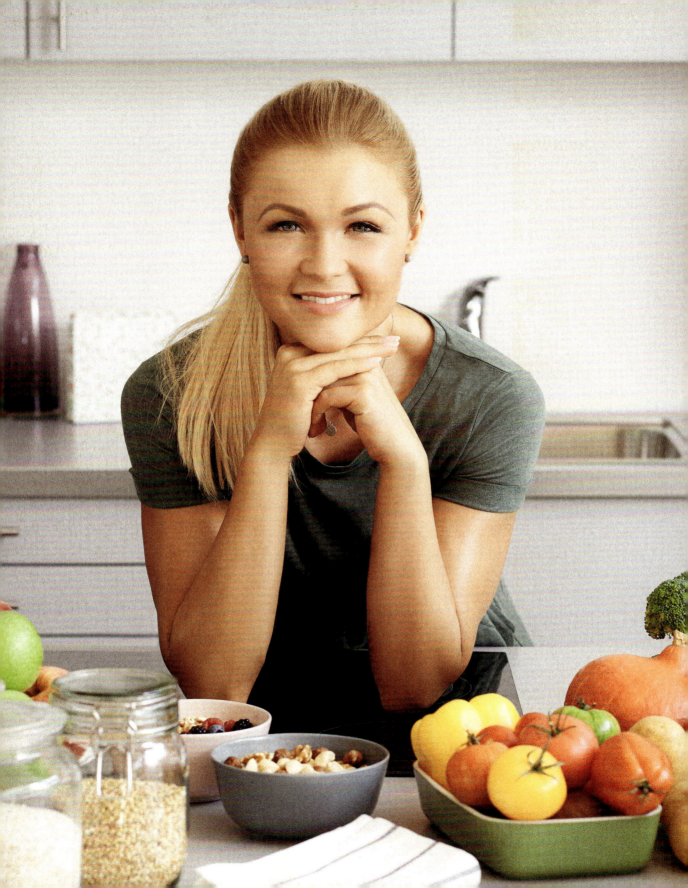

# Die Basics für deine Ernährung

>>Mit dem richtigen Essen beginnt deine Reise. Sie ist der Schlüssel zu deinem Erfolg!<<

## Die Basics für deine Ernährung

# Gesunde Nährstoffe für deinen Traumkörper

Aus eigener Erfahrung weiß ich: Zu hungern schadet deinem Körper und ist auf lange Sicht kontraproduktiv. Daher möchte ich, dass du isst – aber das Richtige in der richtigen Menge. Auf welche Nährstoffe es dabei ankommt, wie du sie am besten kombinierst und wie du deine Kalorienaufnahme an deinen Verbrauch anpasst, erfährst du hier und in meinem Onlineprogramm. Ich helfe dir, ein Bewusstsein für eine gesunde Ernährung zu entwickeln. Denn der Weg zum Wunschgewicht besteht zu 70 Prozent aus der richtigen Ernährung und nur zu 30 Prozent aus Sport.

## Passe deinen Kalorienbedarf an

Abnehmen ist kein Geheimnis – entscheidend ist immer deine tägliche Kalorienbilanz. Um abzunehmen, musst du weniger Kalorien aufnehmen, als du benötigst – genau das beschreibt das Wort »Kaloriendefizit«. Wenn du ein Kilo Körperfett verlieren möchtest, musst du ca. 7000 Kilokalorien mehr verbrauchen, als du über die Nahrung zu dir nimmst. Aber natürlich nicht in zu kurzer Zeit. Denn wenn du zu wenig isst oder sogar hungerst, drosselt dein Körper den Stoffwechsel auf Sparflamme. Er lagert alles, was er über die Nahrung bekommt, für schlechte Zeiten ein – so kannst du nicht abnehmen.

Um abzunehmen und dein Wunschgewicht langfristig halten zu können, solltest du es mit dem Kaloriendefizit also nicht übertreiben. Halte dich an meine Rezepte und bleibe bei vier Mahlzeiten am Tag. Denn zum einen braucht dein Körper auch während einer Diät genug Nährstoffe und Kalorien, um fit zu bleiben. Zum anderen fällt es bei einem hohen Kaloriendefizit deutlich schwerer, die Ernährung dauerhaft umzustellen.

## Makronährstoffe – die wichtigste Basis

Als Makronährstoffe bezeichnet man Proteine, Kohlenhydrate und Fette. Sie sind die Hauptbestandteile unserer Ernährung, aus ihnen gewinnt der Körper seine Energie. Außerdem liefern sie lebensnotwendige Bausteine für die Körperzellen. Dabei kommt es zum einen auf die richtigen Mengenverhältnisse an und zum anderen auf die Qualität. Das Gute ist: Wer sich gesund ernährt, versorgt seinen Körper nicht nur mit den »richtigen«, hochwertigen Makronährstofen, sondern erhält die Mikronährstoffe wie Mineralstoffe und Vitamine gratis mit dazu.

Alle Makronährstoffe – also Kohlenhydrate, Eiweiß und Fett – sind in meinen Rezepten so kombiniert, dass dein Blutzuckerspiegel immer niedrig bleibt. Sicher hast du schon gehört, dass der Blutzucker beim Abnehmen eine große Rolle spielt. Aber von radikalen Vorgaben halte ich nichts. Du musst möglichst flexibel sein, um dauerhaft motiviert zu bleiben und Erfolg zu haben. Wichtig ist zu verstehen, was wann gut für dich ist und was du besser meiden solltest.

## Ohne Kohlenhydrate geht es nicht

Grundsätzlich wird zwischen kurzkettigen Kohlenhydraten, die beispielsweise in Obst oder Süßigkeiten enthalten sind, und langkettigen, zum Beispiel in Vollkornprodukten, unterschieden. Viele Menschen, die abnehmen möchten, ernähren sich »low-carb«, reduzieren also Kohlenhydrate möglichst stark. Das ist allerdings etwas einseitig. Ich setze stattdessen auf langkettige Kohlenhydrate, wie sie in Vollkornprodukten und Hülsenfrüchten stecken. Sie lassen deinen Blutzuckerspiegel nach dem Essen nur langsam ansteigen, machen daher lange satt, verhindern Heißhungerattacken und unterstützen deinen Abnehm- und Trainingserfolg – vorausgesetzt, sie werden zum richtigen Zeitpunkt eingenommen. Außerdem deckt besonders das Gehirn mit Kohlenhydraten seinen Energiebedarf. Ganz im Gegensatz zu Weißmehlprodukten, zuckerhaltigen Lebensmitteln und anderen Kohlenhydratbomben, die deinen Blutzucker schlagartig ansteigen und ebenso schnell wieder sinken lassen.

Ich setze deshalb in der ersten Tageshälfte auf Kohlenhydrate: Über Nacht wurden die Speicher geleert und dein Körper braucht Energie für den Tag. Auch nach dem Training muss dein Körper seine Kohlenhydratspeicher wieder füllen. Zu diesen Zeitpunkten besteht nicht die Gefahr, dass dein Körper die Energie als Fett einlagert.

Anders ist es am Abend und zwischendurch: Hier empfehle ich eiweißreiche Gerichte und Snacks, um die Pfunde schmelzen zu lassen. Auch sie machen satt, halten jedoch den Blutzuckerspiegel niedrig, sodass der Körper das ungeliebte Fett ungestört abbauen kann.

Übrigens: Zucker hat viele Namen. Am besten, du schaust auf der Verpackung nach, wenn du fertige Produkte kaufst. Stehen Glukose, Maltodextrin, Maltose-, Dextrose-, Fruktosesirup, Mais(stärke), Karamell, Saccharose oder Traubenzucker in der Zutatenliste? Dann lasse das Produkt im Regal stehen!

**Mein Einkaufstipp:** Linsen, Kichererbsen, Süßkartoffeln, Quinoa, Vollkornreis, Kürbis und Stevia beziehungsweise Streusüße als Zuckerersatz

## Die Basics für deine Ernährung

### Die Abnehmkiller – das muss weg

Viele Lebensmittel sind schlecht für deinen Körper und kontraproduktiv, wenn du abnehmen möchtest und dauerhaft eine gute Figur haben willst. Und eigentlich brauchen wir sie auch nicht – es ist alles nur eine Sache der Gewöhnung. Sobald du an ein paar Stellschrauben deiner Ernährung drehst, wirst du merken, dass dein Körper ganz gut auf die folgenden Produkte verzichten kann:

#### Zuckerhaltiges und Weißmehlprodukte

- Nudeln, Toast, Gebäck, Kuchen, Chips
- Süßigkeiten (z. B. Schokolade, Eis, Gummibärchen)
- süße Getränke (z. B. Cola, Obstsäfte, Sirup, Energydrinks)

#### Fertigprodukte

mit Geschmacksverstärkern, Verdickungsmitteln, Aromazusätzen, modifizierter Stärke und Farbstoffen, wie sie etwa in Soßen, Fertigdressings oder Joghurt mit Fruchtgeschmack enthalten sind.

#### Alkohol

Bier, Wein, Cocktails, Schnaps, Alkopops, Likör usw.

### Hochwertige Proteine

Eiweiße brauchst du, damit sich Körpergewebe wie deine Muskulatur bilden kann, erhalten bleibt beziehungsweise erneuert wird. Außerdem sind sie wichtige Energielieferanten und ideale Sattmacher. Entscheidend für deine Ernährung und deine Ziele ist die Qualität der Proteine: denn je hochwertiger das Eiweiß, desto besser kann der Körper es aufnehmen. Optimal ist eine Mischung aus pflanzlichen Proteinen, zum Beispiel Hülsenfrüchten, und tierischen Proteinen wie Fisch, Eier, Fleisch. Der Trick: Eiweißreiche Nahrung besitzt einen thermischen Effekt von 30 Prozent. Das heißt: Nimmst du 100 Kilokalorien aus proteinreichen Lebensmitteln auf, verbraucht dein Körper bereits 30 Kilokalorien, nur um das Eiweiß zu verarbeiten.

**Mein Einkaufstipp:** Magerquark, körniger Frischkäse, Eier, Hühnerfleisch, Lachs und Sojaprodukte

# Gesunde Nährstoffe für deinen Traumkörper

## Fett macht nicht fett

Auch wenn das viele glauben, es stimmt so nicht. Fette sind Geschmacksträger, sie schützen die inneren Organe und transportieren fettlösliche Vitamine. Zu einer gesunden Ernährung gehören sie einfach dazu, daher findest du Fette in jedem meiner Rezepte. Entscheidend für deine Traumfigur sind die Qualität und natürlich die tägliche Menge, denn kalorienreich sind Öle und Fette allemal. Ich empfehle dir vor allem pflanzliche Fette, denn sie enthalten die wertvollen ungesättigten Fettsäuren.

Pflanzliche Fette sind gut fürs Herz, stärken das Immunsystem und wirken sich günstig auf den Cholesterinspiegel aus. Gut sind etwa pflanzliche Öle, Nüsse, Samen und Avocados.

**Mein Einkaufstipp:** Kokosöl, Rapsöl, Walnusskerne, Mandeln und Nussmus

Übrigens: Komplette Einkaufslisten und Videos mit umfangreichen Infos zu allen Ernährungsbasics findest du auch in meinem Programm unter www.sophia-thiel.com.

## Das erwartet dich

Lust aufs Abnehmen? Ab Seite 25 findest du meine leckeren und gesunden Lieblingsgerichte, mit denen du langfristig deine Ernährung umstellst, gesund abnimmst und deiner Traumfigur Stück für Stück näher kommst. Zahlreiche Tipps und Tricks machen es dir leicht, Lebensmittel auszutauschen, zu vegetarischen oder veganen Alternativen zu greifen und Mahlzeiten im Handumdrehen vorzubereiten. So hast du maximale Abwechslung und bleibst in jeder Situation flexibel.

Die Kalorienmenge, die du täglich mit vier Mahlzeiten aus diesem Buch zu dir nimmst, beträgt zwischen 1700 und 1800 Kilokalorien. Der After-Workout-Shake ist dabei nicht miteinberechnet. Jede Hauptmahlzeit, also Frühstück, Mittagessen und Abendessen, hat zwischen 400 und 550 Kilokalorien, ein Snack durchschnittlich 250 Kilokalorien. Die Rezepte sind nach Frühstück, Mittagessen, Snack, Abendessen und After-Workout-Shakes unterteilt. Zudem sind vegetarische, vegane, glutenfreie, laktosefreie Rezepte und Mittagessen mit Kohlenhydrat-Beilage durch ein Symbol gekennzeichnet.

## Deine zehn goldenen Regeln

1. Iss vier Mahlzeiten pro Tag: Frühstück, Mittagessen, Abendessen und einen Snack.
2. Greife beim Frühstück zu Vollkornprodukten, Hülsenfrüchten und Obst: Kohlenhydrate sind morgens ideal!

**Die Basics für deine Ernährung**

3.  Verzichte zum Abendessen auf kohlenhydrathaltige Beilagen und Obst.
4.  Nimm nach dem Training vollwertige Kohlenhydrate zu dir. Dazu findest du ab Seite 163 viele leckere After-Workout-Shakes.
5.  Kombiniere zu jeder Mahlzeit eine Portion Eiweiß.
6.  Wähle möglichst natürliche und unverarbeitete Lebensmittel.
7.  Lasse niemals Hunger aufkommen!
8.  Ernähre dich sechs Tage nach meinem Programm und gönne dir einen Cheat Day oder ein einzelnes Cheat Meal pro Woche.
9.  Trinke dein Fett weg: mit mindestens drei Litern ungesüßten Getränken pro Tag!
10. Plane deine Mahlzeiten! So greifst du nicht zu ungesundem Fast Food.

## Gut vorbereitet: Tipps für den Alltag

Was mir wichtig ist: Alle Rezepte in diesem Buch sind völlig unkompliziert und lassen sich vorkochen. So kannst du sie auf Vorrat zubereiten und auch mitnehmen. Denn nur wer seine Mahlzeiten gut plant, wird dauerhaft am Ball bleiben! Am besten machst du dir eine Vorlage für deine Wochenplanung zum Kopieren, in die du deine Mahlzeiten eintragen kannst.

### Vorkochen!

Koche dein Essen zu Hause vor, am besten am Vorabend, und fülle es für den nächsten Tag in ein Schraubglas oder eine Vorratsdose. Ideal ist es auch, beispielsweise am Wochenende ein oder zwei Gerichte zuzubereiten und dann portionsweise einzufrieren. So hast du auch bei Zeitmangel immer eine gesunde Mahlzeit parat.

**Mein Tipp:** Selbst gemachte Wraps und Salate lassen sich super am Vortag zubereiten!

### Gesunde Snacks einpacken!

Nimm dir gesunde Snacks für unterwegs mit, etwa gekochte Eier, Gemüsesticks mit oder ohne Dip, Nüsse, kaltes Fleisch, körnigen Frischkäse, einen Eiweißshake oder meine leckeren Gemüsemuffins auf Seite 138.

### Schreibtischschublade und Tasche leeren!

Schokolade, Gummibärchen und Co. sollten niemals in Reichweite sein. Also weg damit! Auch ein Kühlschrank-Check ist sinnvoll: Bunkerst du noch Ketchup, Salatsoßen oder Pizza?

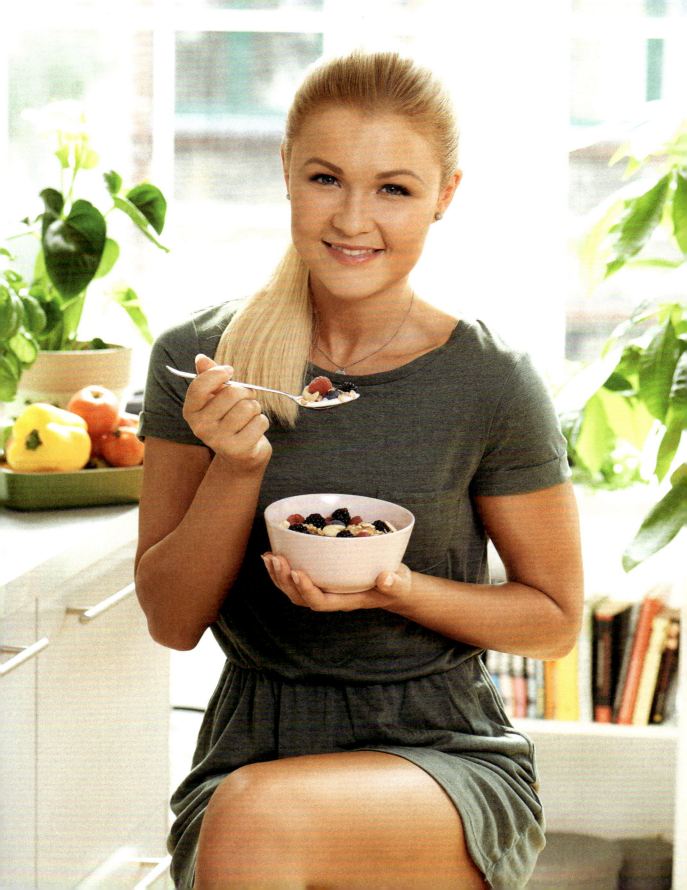

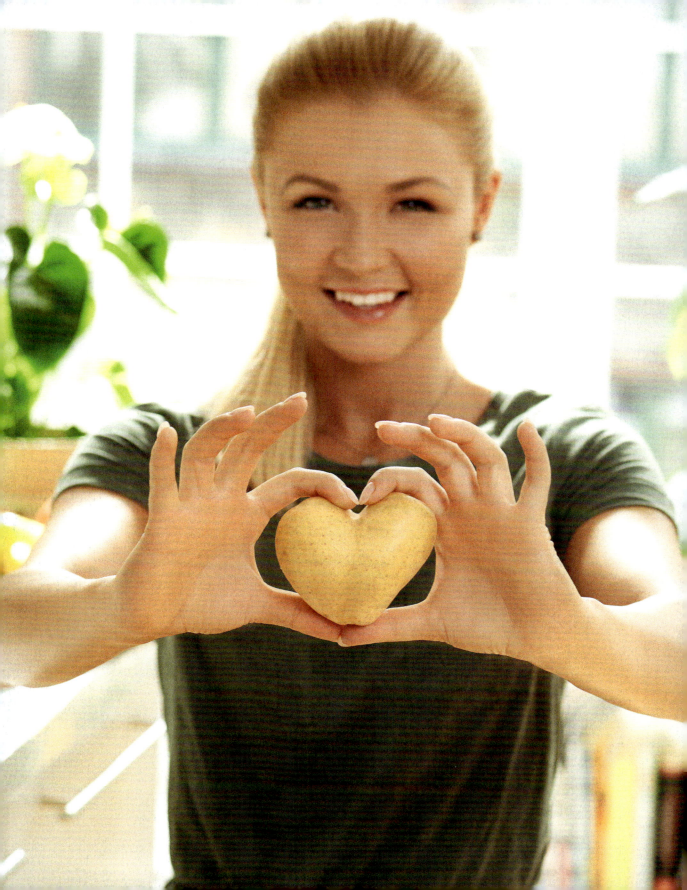

# Meine Rezepte

>>Hungern? Ganz bestimmt nicht.
Mit meinen Rezepten wirst du
schlank und satt.<<

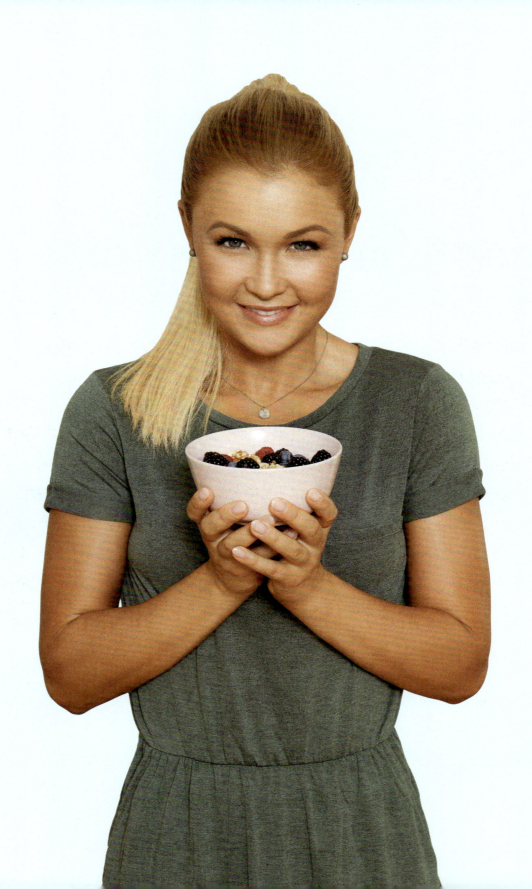

Frühstück

# Das Frühstück –
# dein Start in den Tag

Das Frühstück ist die wichtigste Mahlzeit des Tages. Gerade am Morgen sind Kohlenhydrate ideal, damit deine über Nacht geleerten Energiespeicher wieder aufgefüllt werden und du Power für den Tag hast. Gut sind deshalb komplexe Kohlenhydrate, also Vollkornprodukte. Sie machen lange satt und halten deinen Blutzuckerspiegel konstant. Hier stelle ich dir meine besten Kohlenhydratquellen vor. Sie passen einfach immer und lassen viel Spielraum für zahlreiche Variationen – ob süß oder salzig.

>>Geht superschnell, hat tolle Zutaten, schmeckt total lecker!<<

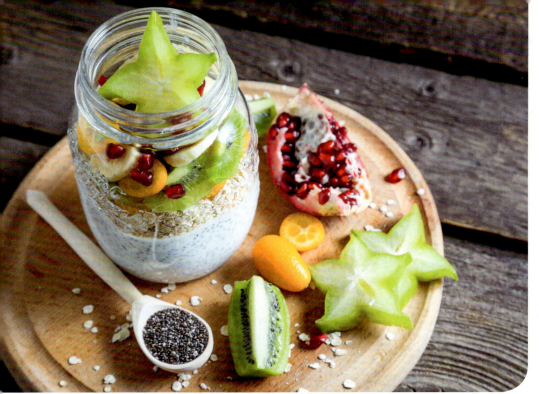

# Tropical Chiajoghurt

## Für 1 Portion

375 kcal • 15 g EW • 11 g F • 47 g KH

1 EL Chiasamen
3 EL Haferflocken
100 ml Kokosdrink
200 g Sojajoghurt
100 g Obstmischung, z. B. Kiwi, Sternfrucht, Granatapfel

## So geht's

1. Chiasamen und Haferflocken mit Kokosdrink und Sojajoghurt mischen. In ein Glas füllen und mindestens 15 Minuten, am besten über Nacht, im Kühlschrank quellen lassen.
2. Am nächsten Morgen das Obst, falls nötig, waschen und putzen. Früchte klein schneiden und auf dem Chiapudding verteilen.

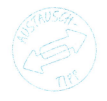

Möchtest du deinen Eiweißanteil erhöhen, dann verwende statt Joghurt 150 g Magerquark oder körnigen Frischkäse.

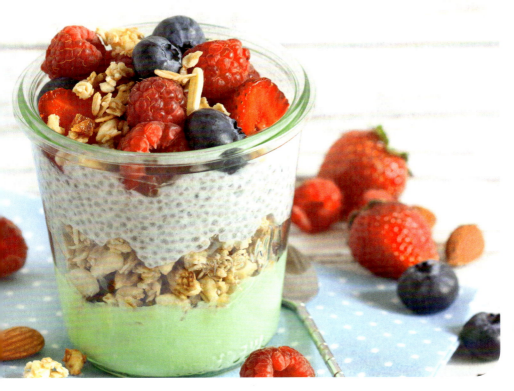

# Chia-Beeren-Pudding mit Avocadomus

### Für 1 Portion
*430 kcal • 20 g EW • 18 g F • 40 g KH*

*1 EL Chiasamen*
*50 ml Kuhmilch oder Pflanzendrink*
*½ Avocado*
*½ Banane*
*100 g Magerquark*
*1 TL Limettensaft*
*3 EL zarte Haferflocken*
*1 EL gehackte Mandeln*
*60 g gemischte Beeren*

### So geht's

1 Chiasamen mit der Milch verrühren und mindestens 15 Minuten quellen lassen.

2 In der Zwischenzeit das Fruchtfleisch aus der Avocado mit einem Löffel herauslösen. Die Banane schälen. Avocado, Magerquark, Banane und Limettensaft mit einem Stabmixer pürieren.

3 Mandeln mit den Haferflocken in einer Pfanne ohne Fett anrösten, bis sie leicht Farbe bekommen. Sofort herausnehmen.

4 Beeren waschen, verlesen und ggf. klein schneiden.

5 Avocadomus in ein Glas schichten, den Mandel-Haferflocken-Mix darübergeben. Mit dem Chiapudding und den frischen Beeren toppen.

www.sophia-thiel.com

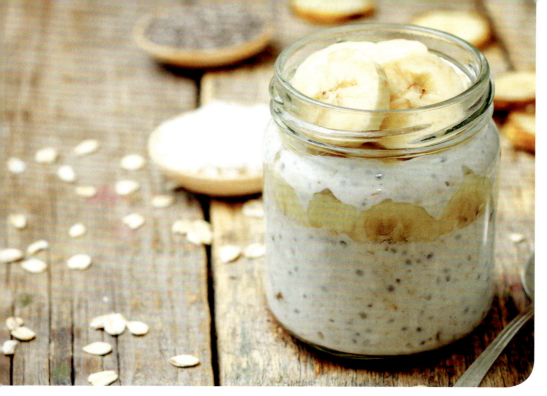

# Zimtiger Bananen-Chia-Pudding

## Für 1 Portion

*344 kcal • 29 g EW • 7 g F • 35 g KH*

*150 ml Mandeldrink, ungesüßt*
*250 g Magerquark*
*Zimtpulver*
*2 EL Chiasamen*
*1 Banane oder anderes Obst deiner Wahl*

## So geht's

1. Mandeldrink, Magerquark und Zimt in einer Schale verrühren. Die Chiasamen unterrühren.
2. Die Banane schälen, in Scheiben schneiden und hinzufügen. Alles zugedeckt etwa 15 Minuten, am besten über Nacht, im Kühlschrank quellen lassen.

Wenn es ganz schnell gehen soll, einfach Quark, Mandeldrink, Banane und Zimt in den Standmixer geben, pürieren und zum Schluss die Chiasamen einrühren. Alles in einen Shaker oder in ein Schraubglas füllen und fertig ist dein Frühstück »to go«.

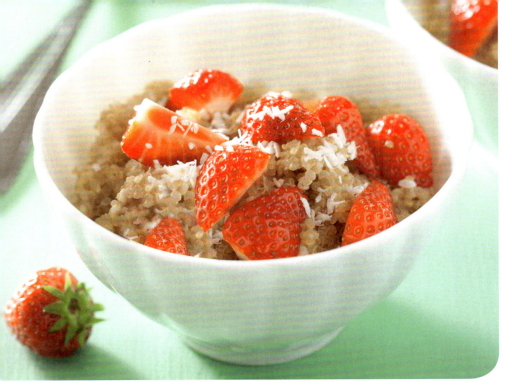

# Erdbeer-Quinoa-Porridge

### Für 1 Portion

405 kcal • 12 g EW • 15 g F • 50 g KH

40 g Quinoa
100 ml Kokosdrink
100 g Erdbeeren
100 g Naturjoghurt (1,5 % Fett)
2 EL Kokosraspel

### So geht's

1. Quinoa mit heißem Wasser abspülen, um die Bitterstoffe in den äußeren Schichten zu entfernen. Kokosdrink in einem Topf zum Kochen bringen und die Körner darin etwa 15 Minuten bei kleiner Hitze köcheln lassen.
2. In der Zwischenzeit die Erdbeeren waschen, putzen und klein schneiden.
3. Porridge in eine Schale füllen, Joghurt unterrühren und die Erdbeeren darauf verteilen. Zum Schluss die Kokosraspel darüberstreuen.

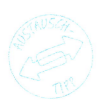

Wähle Obst deiner Wahl aus. Als Topping schmecken auch in der Pfanne geröstete Haselnuss-, Kürbis- oder Walnusskerne.

**Meine Rezepte**

# Rübli-Oats

VEGETARISCH

## Für 1 Portion
*409 kcal • 23 g EW • 13 g F • 45 g KH*

*4 EL zarte Haferflocken*
*50 ml Haselnussdrink*
*100 g Magerquark*
*2 EL Saft von ½ Orange*
*1 kleine Karotte*
*½ Apfel*
*Stevia (Streusüße) nach Belieben*
*1 EL gehackte Haselnüsse*

## So geht's

1 Haferflocken, Haselnussdrink, Magerquark und Orangensaft in einem Glas oder einer Müslischale mischen.
2 Karotte schälen, den Apfel waschen und vom Kerngehäuse befreien. Beides fein raspeln und unterheben. Nach Geschmack noch mit Stevia süßen.
3 Alles über Nacht in den Kühlschrank stellen und am nächsten Morgen mit den gehackten Haselnüssen toppen.

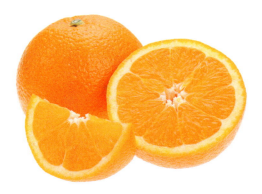

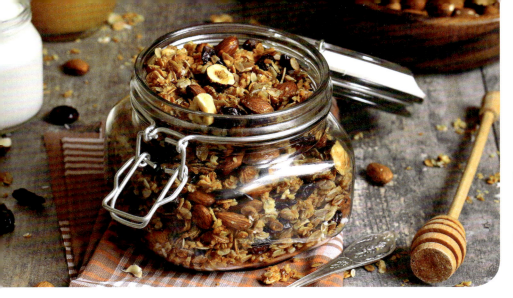

# Schoko-Knuspergranola

### Für ca. 300 g
*Pro Portion (40 g)*
193 kcal • 7 g EW • 10 g F • 17 g KH

1 EL Kokosöl, alternativ Rapsöl
1 EL Stevia (Streusüße)
200 g Haferflocken
80 g gemischte Nüsse, gehackt,
    z. B. Haselnüsse, Walnusskerne,
    Cashewkerne
20 g Kürbiskerne
1 EL Kakaopulver, stark entölt

### So geht's
1. Den Backofen auf 120 °C Ober-/Unterhitze vorheizen.
2. Das Kokosöl bei geringer Hitze in einem Topf schmelzen und mit Stevia glattrühren.
3. Die gemischten Nüsse und Kerne fein hacken und zusammen mit den Haferflocken und dem Kokosöl vermengen. Kurz weiterrösten, bis die Nüsse und Kerne duften.
4. Kakaopulver unterrühren und die Masse auf einem Backblech verteilen. Granola für 20–25 Minuten im Backofen rösten. Ab und zu mit einem Löffel wenden.
5. Das Granola aus dem Ofen nehmen und komplett auskühlen lassen. Erst wenn das Granola kalt ist, ist es richtig kross.
6. Nach dem Abkühlen in ein schönes Glas füllen und luftdicht verschließen.

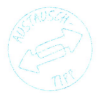

Das Granola kannst du nach Lust und Laune variieren, zum Beispiel mit Trockenfrüchten, Chiasamen, Kokoschips, Zimt- oder Vanillepulver.

www.sophia-thiel.com | 33

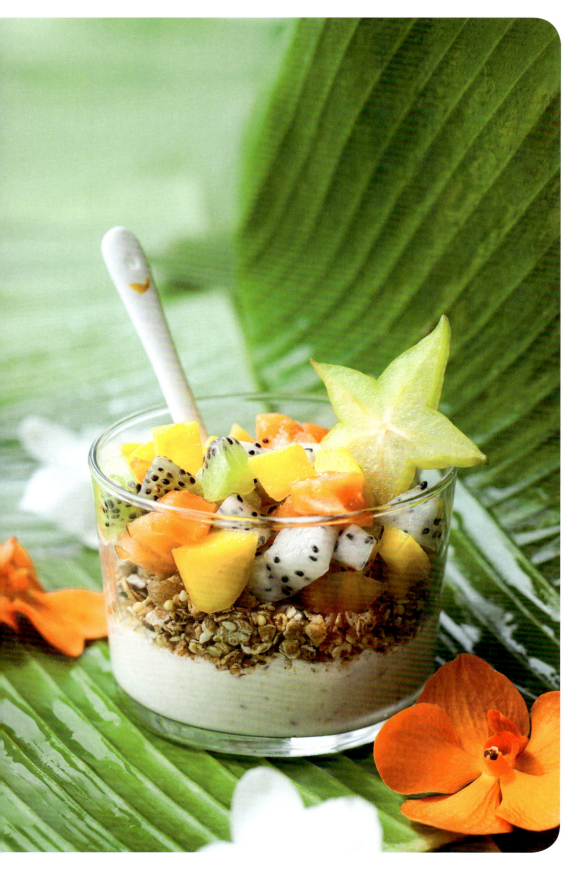

## Das Frühstück – dein Start in den Tag

# Hawaii-Frühstück

### Für 1 Portion

*400 kcal • 27 g EW • 10 g F • 43 g KH*

*3 EL Haferflocken*
*1 EL Leinsamen, geschrotet*
*150 g gemischtes Obst*
*200 g Sojajoghurt*
*1 EL Eiweißpulver, Vanillegeschmack*
    *(z. B. Sojaprotein)*
*1 TL gemahlene Vanille*

### So geht's

1. Eine beschichtete Pfanne ohne Fett erhitzen und die Haferflocken darin leicht anrösten. Anschließend mit den Leinsamen vermengen und sofort auf einen Teller schütten.
2. Das Obst waschen, putzen und klein schneiden.
3. Sojajoghurt mit dem Eiweiß- und Vanillepulver verrühren und in eine Schale füllen. Den Haferflocken-Leinsamen-Mix obenauf geben und mit den Früchten toppen. Wähle Früchte nach deinem Geschmack, z. B. passen Kiwi, Ananas, Karambole oder Papaya sehr gut dazu.

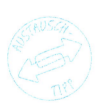

Nimm statt Sojajoghurt einen fettarmen Naturjoghurt. Alternativ zum Eiweißpulver kannst du entweder 100 g Magerquark oder 80 g körnigen Frischkäse verwenden. Ersetze Haferflocken durch ungezuckerte Flocken deiner Wahl.

www.sophia-thiel.com

**Meine Rezepte**

# Chocolate-Peanutbutter-Porridge

## Für 1 Portion

*403 kcal • 16 g EW • 17 g F • 43 g KH*

*4 EL Haferflocken*
*200 ml Mandeldrink, ungesüßt*
*1 Prise Salz*
*½ Banane*
*1 TL Kakaopulver*
*1 TL Erdnussmus, ungesüßt*
*50 g Sojajoghurt*
*10 g Erdnusskerne oder Walnusskerne, ungesalzen*
*1 TL Kakaonibs*

## So geht's

1 Haferflocken mit dem Mandeldrink und Salz in einem Topf erhitzen. Die Banane schälen, zerkleinern, mit Kakaopulver und Erdnussmus unterrühren und alles zu einem sämigen Brei kochen.

2 Porridge in eine Schale füllen und den Sojajoghurt unterrühren, mit den Erdnüssen und Kakaonibs toppen.

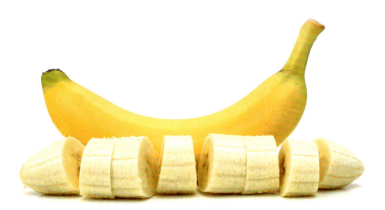

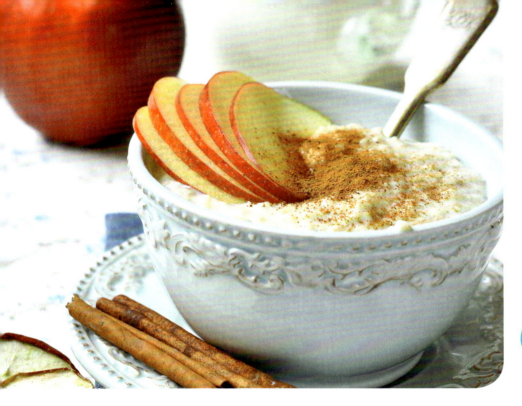

# Bratapfel-Porridge

## Für 1 Portion

*384 kcal • 21 g EW • 13 g F • 44 g KH*

120 ml Mandeldrink
3 EL Haferflocken
1 kleiner Apfel
Zimtpulver
gemahlene Vanille
1 EL gehackte Mandeln
125 g Magerquark
50 g Sojajoghurt

## So geht's

1. Mandeldrink in einem kleinen Topf erwärmen. Haferflocken hinzufügen und 10 Minuten bei kleiner Hitze kochen lassen, bis eine cremige Konsistenz entsteht. Ab und zu umrühren.
2. In der Zwischenzeit den Apfel waschen und putzen. In kleine Würfel schneiden und in einem zweiten Topf erhitzen. Zimt, Vanille und gehackte Mandeln hinzufügen und etwa 5 Minuten bei kleiner Hitze dünsten.
3. Quark und Sojajoghurt miteinander vermengen, unter das Porridge rühren und alles in eine Schale geben. Den Bratapfel unterrühren, mit ein paar Apfelschnitzen toppen.

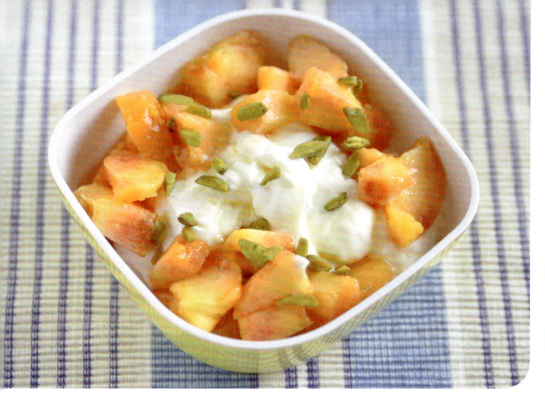

# Vanillequark mit Pfirsich und Pistazien

### Für 1 Portion
*361 kcal • 32 g EW • 11 g F • 32 g KH*

250 g Magerquark
1 Schuss Mineralwasser
1 TL gemahlene Vanille
1 EL Leinsamen
2 EL Amaranth, gepufft
1 Pfirsich
15 g gehackte Pistazien

### So geht's

1. Quark mit etwas Mineralwasser cremig rühren. Vanille, Leinsamen und Amaranth unterheben.
2. Den Pfirsich waschen, halbieren und den Stein herauslösen. Die Hälften in Würfel schneiden, auf dem Vanillequark verteilen und mit den gehackten Pistazien toppen.

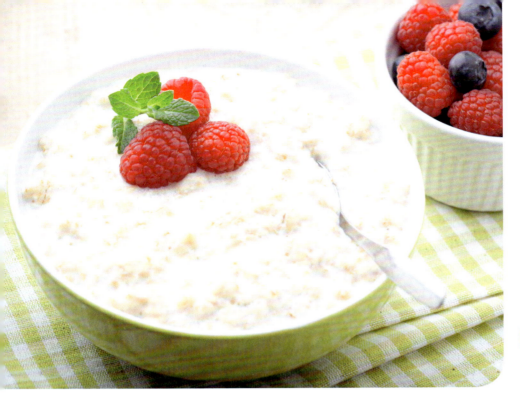

# Sophias Frühstücks-Oatmeal

## Für 1 Portion

408 kcal • 24 g EW • 10 g F • 48 g KH

4 EL Haferflocken
2 EL Leinsamen, geschrotet
120 ml Mandeldrink
1 EL Eiweißpulver, Vanillegeschmack
1 Prise Zimtpulver
100 g Obstmischung nach Wahl

## So geht's

1 Haferflocken und Leinsamen zusammen mit dem Mandeldrink in einem Topf erhitzen und bei kleiner Hitze köcheln lassen, bis ein Brei entsteht. Vom Herd nehmen.
2 Das Eiweißpulver und den Zimt unterrühren.
3 Das Obst waschen und klein schneiden. Frühstücksbrei in eine Müslischale oder ein Glas füllen und mit dem Obst garnieren.

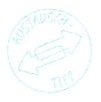

Toppe dein Oatmeal noch mit 1 EL gehackten Mandeln, Nüssen oder Kernen deiner Wahl.

www.sophia-thiel.com | 39

Meine Rezepte

# Frühstücks-Crumble

## Für 1 Portion

*430 kcal • 16 g EW • 20 g F • 41 g KH*

*½ Apfel*
*100 g Beeren, z. B. Himbeeren, Brombeeren, Blaubeeren*

*Für das Crumble*
*4 EL Haferflocken*
*2 EL gemahlene Mandeln*
*½ TL gemahlene Vanille*
*1 Prise Salz*
*1 ½–2 TL Kokosöl*
*150 g Sojajoghurt*

## So geht's

1. Den Backofen auf 175 °C Ober-/Unterhitze vorheizen.
2. Den Apfel waschen, putzen und in Würfel schneiden. Beeren waschen und verlesen. Beides in eine kleine Auflaufform geben. Das Obst mit einer Gabel leicht andrücken.
3. Für das Crumble die Haferflocken mit Mandeln, Vanillepulver und Salz mischen. Das Kokosöl erwärmen, darüberträufeln und alles mit einer Gabel oder den Händen zu Streuseln kneten.
4. Die Streusel über den Früchten verteilen und 30 Minuten im Ofen backen.
5. Den Sojajoghurt zusammen mit dem Frühstücks-Crumble genießen.

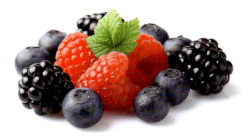

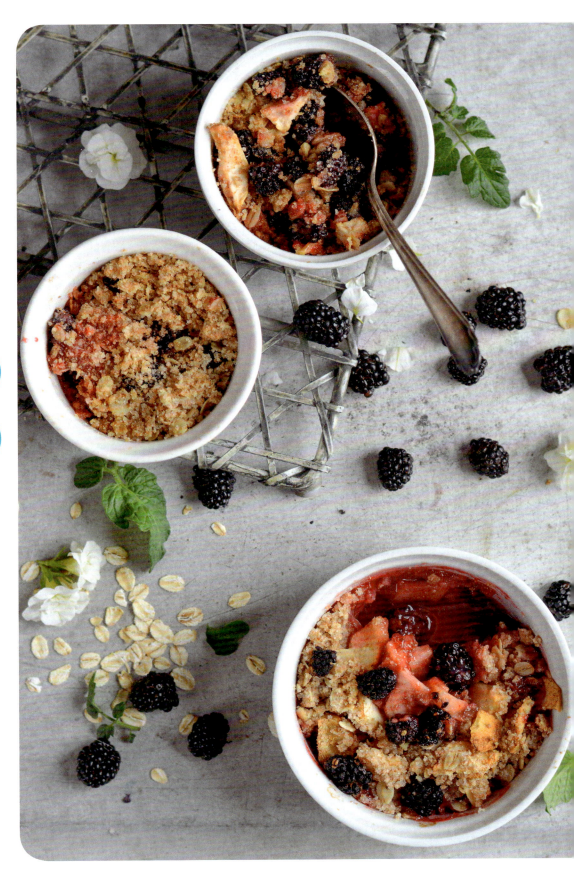

Meine Rezepte

# Meine Top 5 der Kohlenhydratquellen

Die folgenden Lebensmittel sind für mich die absoluten Toplieferanten in Sachen Kohlenhydrate, sie sind zudem natürlich und gesund. Aber auch der Gehalt an Eiweiß, Ballast- und Mineralstoffen sowie Vitaminen ist beachtlich. So versorgst du bereits zum Frühstück deinen Körper mit lebenswichtigen Nährstoffen.

Blutzuckerspiegel nur langsam ansteigen lassen. So helfen sie dir zusätzlich beim Abnehmen. Aber es geht noch weiter: Ihr Anteil an Mineralstoffen, Vitaminen und Spurenelementen ist beachtlich. Magnesium, Kalzium, Kalium und Natrium, Zink, Eisen und Folsäure, Vitamin E, $B_6$ und $B_{12}$ – sie alle sind bei zahlreichen Körperfunktionen beteiligt, zum Beispiel beim Aufbau von Knochen, Zähnen und Blutzellen. Zink verbessert sogar das Hautbild und ist wichtig für Haare und Nägel.

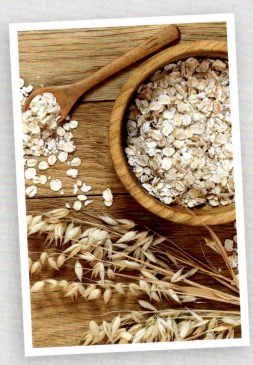

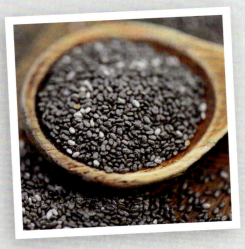

## 1. Haferflocken

Haferflocken sind ein Muss in jedem guten Müsli. Sie sind reich an ungesättigten Fettsäuren und enthalten viele Ballaststoffe, die zum einen verdauungsfördernd wirken, zum anderen lange sättigen, weil sie den

## 2. Chiasamen

Chiasamen gehören zum echten Superfood. Sie liefern fünfmal so viel Kalzium wie Milch und sechsmal so viel mehrfach ungesättigte Fettsäuren wie Lachs. Die Powersamen sind ballaststoff- und eiweißreich, fördern die Verdauung und senken den Cholesterinspiegel.

## Meine Top 5 der Kohlenhydratquellen

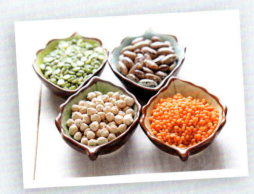

### 3. Hülsenfrüchte

Kidneybohnen, Linsen oder Kichererbsen enthalten komplexe Kohlenhydrate, viel Eiweiß und machen lange satt. Darum passen sie ebenfalls sehr gut ins Frühstück. Für Vegetarier sind sie echte Nährstofflieferanten, da sie viel Magnesium enthalten – und das ist wichtig für Muskeln und Nervenzellen.

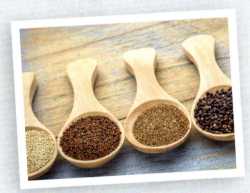

### 4. Quinoa, Amaranth und Hirse

Quinoa, Amaranth und Hirse gehören zur Gruppe der Pseudogetreide. Sie alle sind reich an pflanzlichem Eiweiß. Quinoa, auch das Korn der Inka genannt, enthält viel Tryptophan, eine Aminosäure, die an der Bildung des Glückshormons Serotonin beteiligt ist. Amaranth punktet mit der Aminosäure Lysin, die Haut, Haare, Knochen und das Immunsystem stärken soll. Das glutenfreie Pseudogetreide ist zudem ein guter Magnesium- und Eisenlieferant. Hirse ist reich an wichtigen Mineralstoffen wie Schwefel, Fluor, Phosphor, Magnesium und Kalium, die zu den Mikronährstoffen gehören. Diese kann unser Körper nicht selbst herstellen, sie müssen deshalb über die Nahrung zugeführt werden. Im Gegensatz zu anderen Getreidesorten enthält Hirse besonders viel Eisen, Vitamin $B_6$ und Silizium.

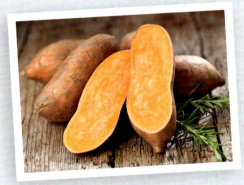

### 5. Süßkartoffeln

Das Powergemüse gehört botanisch gesehen nicht wie die Kartoffel zu den Nachtschattengewächsen, sondern zu den Windengewächsen. Süßkartoffeln haben einen hohen Gehalt an sekundären Pflanzenstoffen, etwa Carotinoide und Anthocyane, die unsere Zellen vor freien Radikalen schützen. Zudem sind sie vitamin- und mineralstoffreich.

www.sophia-thiel.com | 43

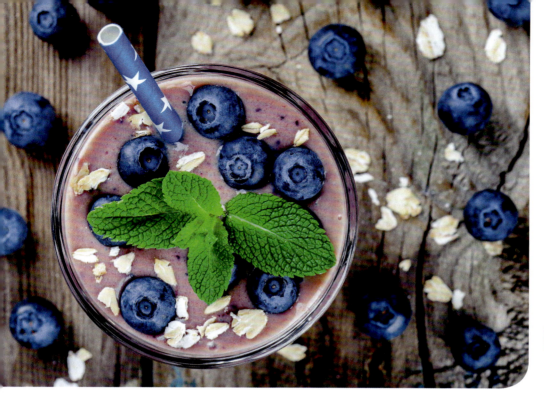

# Heidelbeer-Zimt-Shake

## Für 1 Portion
*410 kcal • 32 g EW • 11 g F • 39 g KH*

3 EL Haferflocken
1 EL Leinsamen, geschrotet
250 g Magerquark
200 ml Mandeldrink, ungesüßt
50 g Heidelbeeren, tiefgefroren
1 Prise Zimtpulver

## So geht's

1 Alle Zutaten in den Standmixer geben und zu einem cremigen Shake mischen.

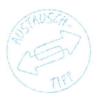

Gib statt Mandeldrink einfach Kuhmilch, Kokos- oder Sojadrink in deinen Shake. Statt Heidelbeeren kannst du auch jedes andere Obst verwenden.

Fülle den Frühstücksshake in ein Schraubglas und verschließe es fest. Fertig ist dein Frühstück »to go«!

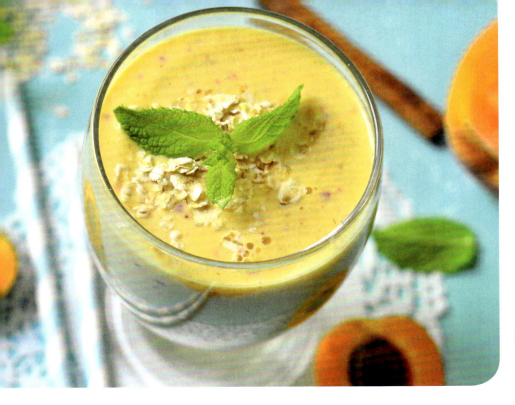

## Guten-Morgen-Smoothie

### Für 1 Portion
*403 kcal • 27 g EW • 8 g F • 49 g KH*

*1 Pfirsich*
*3 EL Haferflocken*
*1 EL Leinsamen, geschrotet*
*150 g Naturjoghurt*
*1 EL Eiweißpulver, Vanillegeschmack*
*100 ml Kokosdrink*
*2 Blätter Minze*

### So geht's
1 Den Pfirsich waschen, halbieren, entsteinen und grob zerkleinern.
2 Alle Zutaten in den Standmixer geben und zu einem cremigen Shake mischen.
3 Nach Bedarf noch etwas Wasser oder mehr Kokosdrink hinzufügen.

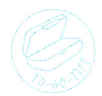

Fülle den Frühstücksshake in ein Schraubglas und verschließe es fest. Fertig ist dein Frühstück »to go«!

www.sophia-thiel.com | 45

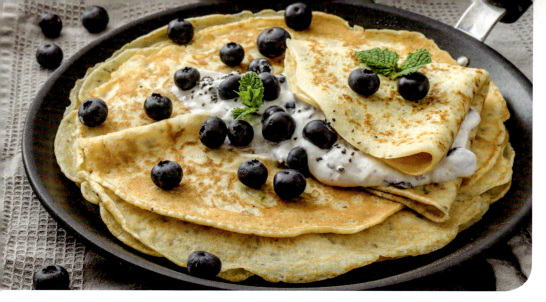

# Bananen-Hafer-Pancakes mit Heidelbeerquark

### Für 1 Portion (4 Pancakes)
*477 kcal • 20 g EW • 21 g F • 51 g KH*

½ reife Banane
5 EL Haferflocken
15 g Pekannüsse
1 TL Weinstein-Backpulver
1 Prise Salz
80 ml Mandeldrink oder Kokosdrink
1 TL Kokosöl, alternativ Raps- oder Olivenöl
50 g Heidelbeeren
100 g Magerquark
1 Schuss Mineralwasser
½ TL gemahlene Vanille

### So geht's

1. Die Banane schälen und grob zerkleinern.
2. Haferflocken, Nüsse, Backpulver, Salz, Banane und Mandeldrink in den Standmixer geben oder mit dem Handrührgerät zu einem glatten Teig vermengen.
3. Kokosöl in einer kleinen beschichteten Pfanne erhitzen, Teig portionsweise in die Pfanne geben und von beiden Seiten bei mittlerer Hitze zu kleinen goldbraunen Pfannkuchen braten.
4. Für den Heidelbeerquark die Heidelbeeren waschen, abtropfen lassen und verlesen. Den Quark mit etwas Mineralwasser und Vanille cremig rühren, Heidelbeeren unterheben. Den Quark zu den Pancakes genießen.

Süße deinen Quark nach Bedarf mit Stevia. Statt frischer Beeren kannst du auch tiefgefrorene Früchte bzw. Obst deiner Wahl verwenden.

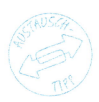

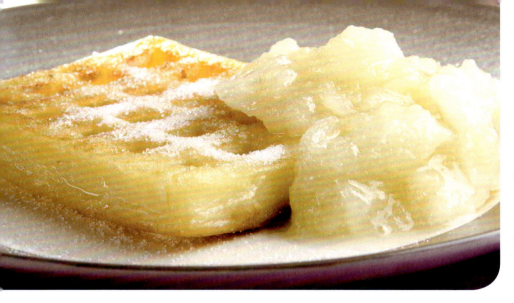

# Sophias Apfelwaffeln

### Für 1 Portion (2 Waffeln)

*425 kcal • 29 g EW • 9 g F • 53 g KH*

60 g Haferflocken
1 TL Weinstein-Backpulver
150 g Apfelmus, ungesüßt
1 Ei
2 Eiweiß
¼ TL gemahlene Vanille
1 TL Rapsöl

### So geht's

1 Haferflocken, Backpulver, Vanillepulver, 1 EL Apfelmus sowie Ei und Eiweiß in den Standmixer geben und zu einem cremigen Teig mischen.
2 Ein Waffeleisen auf Temperatur bringen und mit wenig Öl auspinseln. Den Teig nach und nach darin ausbacken, mit Apfelmus genießen.

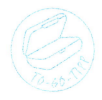

Die Waffeln sind schnell gemacht. Die ausgekühlten Waffeln in eine Brotzeitbox packen; so lassen sie sich problemlos mitnehmen.

www.sophia-thiel.com | 47

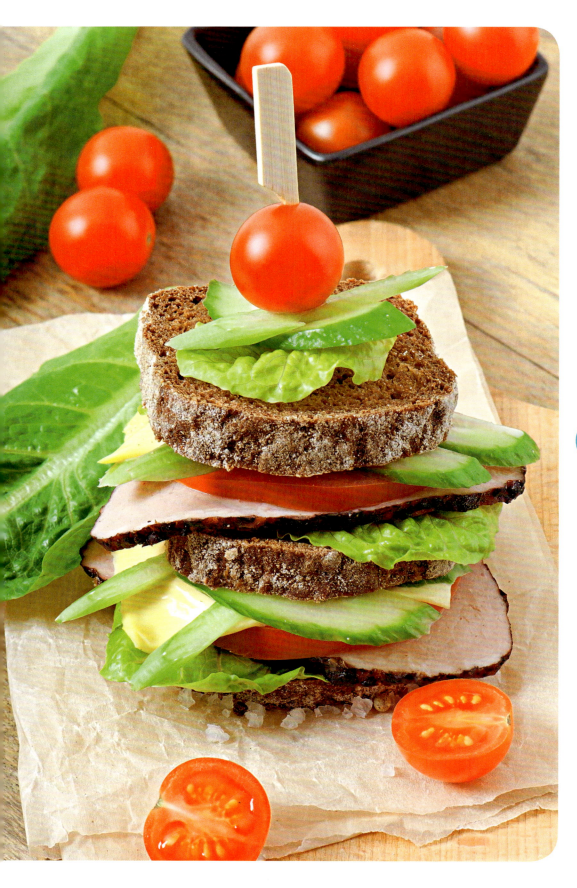

## Das Frühstück – dein Start in den Tag

# Sophias Clubsandwich

### Für 1 Portion
*432 kcal • 28 g EW • 17 g F • 36 g KH*

*½ Avocado*
*1 Tomate*
*Blattsalat nach Geschmack*
*2 Scheiben Vollkornbrot à 40 g*
*1 hart gekochtes Ei*
*60 g Putenaufschnitt*

### So geht's
1. Das Fruchtfleisch der Avocado aus der Schale lösen und mit einer Gabel zerdrücken. Die Tomate waschen und ohne den Stielansatz in Scheiben schneiden. Den Salat waschen, trocken schleudern und zerzupfen.
2. Brotscheiben im Toaster kurz rösten. Das Ei pellen und in Scheiben schneiden.
3. Eine getoastete Brotscheibe mit Avocado bestreichen und mit Salat, Tomate, Aufschnitt und Ei belegen. Die andere Brothälfte darauflegen.
4. Das Sandwich schräg durchschneiden.

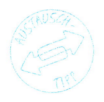

Variiere dein Sandwich nach Geschmack. Du kannst das Brot etwa mit magerem Schinken oder Roastbeef belegen. Als Avocadoersatz ist es auch möglich, 15 g (1 EL) ungesüßtes Nussmus als Aufstrich zu verwenden.

www.sophia-thiel.com

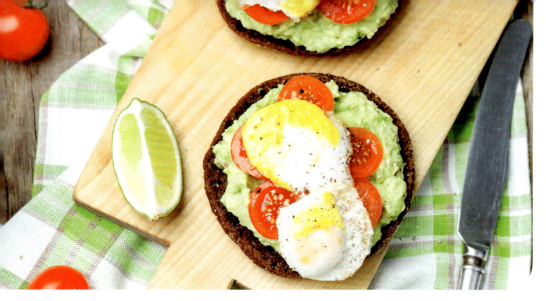

# Brötchen mit Avocado und Ei

## Für 1 Portion

*391 kcal • 15 g EW • 19 g F • 36 g KH*

1 Vollkornbrötchen
½ Avocado
3 Kirschtomaten
1 Ei
frisch gemahlener schwarzer Pfeffer
Salz

## So geht's

1 Das Brötchen aufschneiden. Das Fruchtfleisch der Avocado mit einem Löffel aus der Schale lösen und mit einer Gabel zerdrücken. Auf den Brötchenhälften verteilen.

2 Die Tomaten waschen, in Scheiben schneiden und eine Brötchenhälfte damit belegen.

3 Eine beschichtete Pfanne erhitzen und das Ei darin zum Spiegelei braten. Mit Pfeffer und Salz würzen und auf die Tomaten legen. Die andere Brötchenhälfte daraufsetzen.

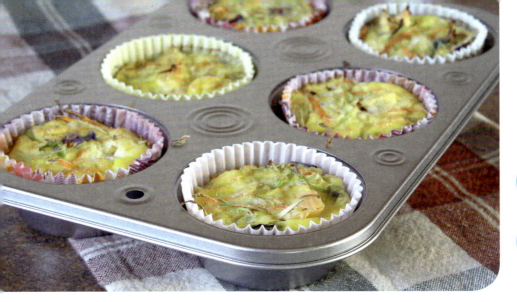

# Gemüse-Schinken-Muffins

### Für 6 Muffins

*Pro Muffin*
88 kcal • 8 g EW • 4 g F • 3 g KH

1 rote Paprikaschote
½ kleine Zucchini
½ rote Zwiebel
1 Handvoll Champignons
50 g Kochschinken
½ TL Kokosöl, alternativ Raps- oder Olivenöl
4 Eier
frisch gemahlener schwarzer Pfeffer
Salz
Paprikapulver, edelsüß
6 Muffinformen

### So geht's

1. Den Backofen auf 170 °C Ober-/Unterhitze vorheizen.
2. Die Zucchini waschen. Die Zwiebel schälen. Die Champignons putzen. Das Gemüse und den Kochschinken in feine Würfel schneiden.
3. Das Kokosöl in einer Pfanne erhitzen und das Gemüse darin kurz anbraten.
4. In der Zwischenzeit die Eier mit 2 EL Wasser verquirlen, mit Pfeffer, Salz und Paprikapulver würzen.
5. Die Gemüsemischung auf die Muffinförmchen verteilen. Die Eimasse gleichmäßig darüberfüllen und die Muffins im Ofen 20 bis 25 Minuten backen.

Bereite die doppelte Menge zu, dann hast du dein Frühstück für den nächsten Tag bereits fertig.
Die gebackenen Muffins abkühlen lassen und im Kühlschrank aufbewahren.
Variiere das Rezept nach deinem Geschmack mit verschiedenem Gemüse, etwa Erbsen, Tomaten oder Lauchzwiebeln.

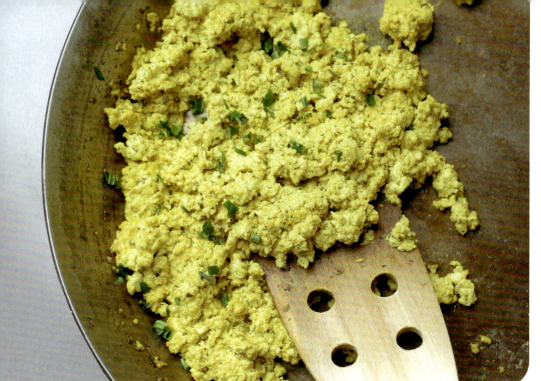

# Tofurührei

### Für 1 Portion

*424 kcal • 35 g EW • 23 g F • 14 g KH*

*200 g Tofu, Natur*
*½ kleine Zwiebel*
*1 TL Rapsöl*
*frisch gemahlener schwarzer Pfeffer*
*¼ TL gemahlene Kurkuma*
*1 TL Mandelmus, ungesüßt*
*Salz*
*1 EL Schnittlauchröllchen*

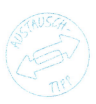

### So geht's

1. Tofu mit den Händen zerbröseln. Die Zwiebel schälen und würfeln.
2. Öl in einer beschichteten Pfanne erhitzen. Zwiebel darin anbraten. Den Tofu hinzugeben und etwa 4 Minuten mitbraten. Mit Salz, Pfeffer und Kurkuma würzen.
3. 1 EL Wasser und Mandelmus hinzugeben, um eine saftigere Konsistenz zu bekommen. Zum Schluss den Schnittlauch untermischen.
4. Das Tofurührei auf einem Teller anrichten.

50 Gramm Räuchertofu mit der Zwiebel kross anbraten, das ersetzt deftigen Speck.
Spinat, Tomaten, Champignons oder Frühlingszwiebeln machen sich ebenfalls prima als Gemüse im Tofurührei.

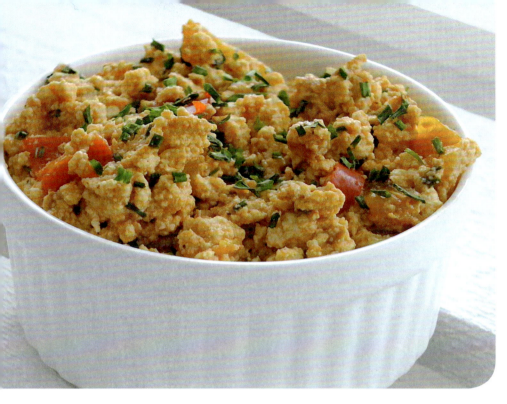

*Frühstück*

## Fluffiges Rührei mit Kichererbsen

### Für 1 Portion

429 kcal • 26 g EW • 20 g F • 31 g KH

150 g Kichererbsen (Dose)
50 g rote Paprikaschote
2 Eier
1 EL Schnittlauchröllchen und
   andere Kräuter, tiefgefroren
frisch gemahlener schwarzer Pfeffer
Salz
1 TL Kokosöl, alternativ
  Raps- oder Olivenöl

### So geht's

1. Die Kichererbsen in einem Sieb abtropfen lassen. Die Paprika waschen, ggf. putzen und klein schneiden.
2. In einer Schüssel die Eier mit 1 EL Wasser, den Kräutern, Pfeffer und Salz verquirlen. Die Kichererbsen untermischen.
3. Eine Pfanne mit etwas Kokosöl erhitzen und die Eimasse hineingeben. Wie ein Omelett stocken lassen und wenden.

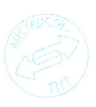

Würze dein Rührei ganz nach deinem Geschmack mit Chiliflocken, Kümmel und Kräutern deiner Wahl. Sehr gut schmeckt das Rührei auch mit Dicken Bohnen oder Linsen.

www.sophia-thiel.com | 53

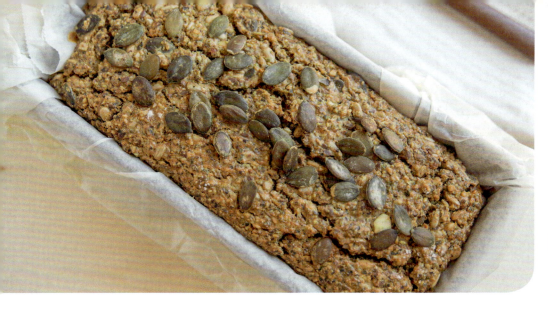

# Eiweißbrot mit Kürbiskernen

### Für 1 Kastenbrot

*Pro Scheibe (30 g)*
*60 kcal • 4 g EW • 4 g F • 2 g KH*

4 Eier
150 g Magerquark
50 g Leinsamen, geschrotet
50 g gemahlene Haselnüsse
1 EL Dinkelvollkornmehl
½ Pck. Weinstein-Backpulver
¼ TL Salz
½ TL getrocknete Kräuter,
   z. B. Oregano, Basilikum
1 EL Kürbiskerne

### Außerdem
1 Kastenform (ca. 20 cm Länge)

### So geht's

1  Den Backofen auf 175 °C Ober-/Unterhitze vorheizen.
2  Eier und Quark mit einem Schneebesen verrühren. Leinsamen, Haselnüsse, Mehl, Backpulver, Salz und Kräuter unter die Quarkmasse rühren. Den Teig in die mit Backpapier ausgekleidete Backform füllen und mit den Kürbiskernen bestreuen.
3  Das Brot 50 bis 60 Minuten im Ofen backen.

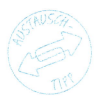

Das selbst gebackene Eiweißbrot ist eine echte Alternative zu herkömmlichem Brot. Du kannst es nach Belieben mit Kräutern und anderen Nüssen und Kernen als angegeben aufpeppen. Für mehr Abwechslung rasple eine kleine Zucchini oder Karotte in den Brotteig.

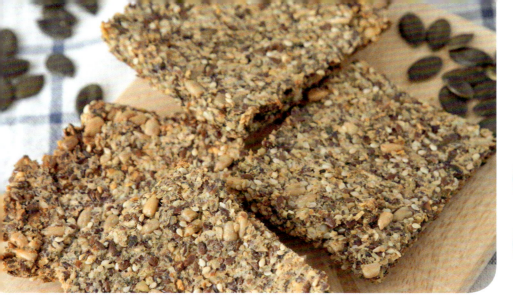

# Fitness-Knäckebrot

## Für 18 Stück

*Pro Stück*
100 kcal • 4 g EW • 5 g F • 9 g KH

170 g Dinkelmehl
1 TL Backpulver
4 EL Haferflocken
3 EL Kürbiskerne
3 EL Sonnenblumenkerne
3 EL Leinsamen, geschrotet
5 EL Hanfsamen
2 EL Rapsöl
1 TL Salz
1 TL getrocknete Kräuter,
    z. B. Oregano, Basilikum
3 EL Kürbiskerne

## So geht's

1  Den Backofen auf 170 °C Ober-/Unterhitze vorheizen.
2  Mehl, Backpulver, Haferflocken, Kerne und Samen in einer Backschüssel vermengen. Öl, 125 ml Wasser, Salz und Kräuter hinzufügen und alles zu einem glatten Teig verkneten. Falls der Teig zu fest ist, nach und nach noch ein wenig Wasser hinzugeben.
3  Ein Backblech mit Backpapier auslegen und den Teig gleichmäßig darauf ausrollen.
4  Den Teig mit einem Messer in 18 gleich große Rechtecke schneiden: Dafür 3 Streifen quer einschneiden und 6 Streifen längs.
5  Die Kürbiskerne darüberstreuen und den Teig im Ofen etwa 30 Minuten backen. Das Knäckebrot aus dem Ofen nehmen, abkühlen lassen und an den markierten Stellen in Stücke schneiden.

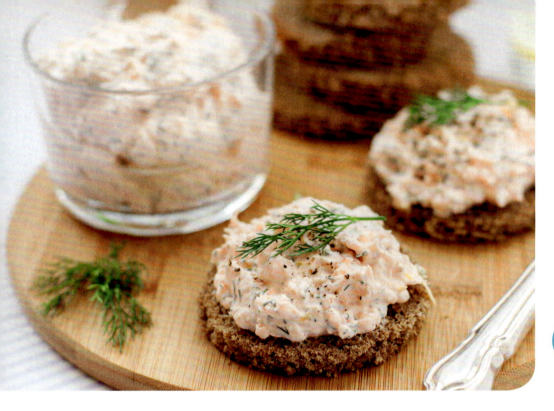

# Lachs-Frischkäse-Aufstrich

### Für 1 Portion
*100 kcal • 11 g EW • 5 g F • 2 g KH*

*20 g Räucherlachs*
*1 Frühlingszwiebel*
*50 g körniger Frischkäse*
*frisch gemahlener schwarzer Pfeffer*
*1 TL Dill, tiefgefroren*

### So geht's

1. Den Räucherlachs in feine Stücke schneiden.
2. Die Frühlingszwiebel waschen, putzen und in feine Ringe schneiden. Frischkäse mit Lachs und Zwiebel vermengen, mit Pfeffer und Dill würzen.
3. Der schnelle proteinhaltige Aufstrich passt super zu Vollkornbrot.

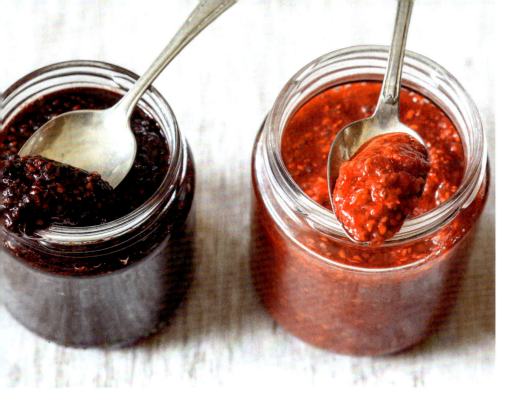

# Beeren-Chia-Aufstrich

### Für 1 Glas (150 ml)

182 kcal • 6 g EW • 6 g F • 16 g KH

100 g Brombeeren, tiefgefroren, alternativ frische Beeren
150 g Erdbeeren, tiefgefroren, alternative frische Beeren
½ TL gemahlene Vanille
15 g Chiasamen

### So geht's

1. Tiefgefrorene Beeren bei Raumtemperatur auftauen lassen. Oder frische Beeren waschen und trocken tupfen.
2. Die Beeren mit einem Stabmixer oder im Standmixer pürieren. Die Chiasamen unterrühren. Den Aufstrich etwa 15 Minuten quellen lassen und innerhalb von 2 Tagen verbrauchen.

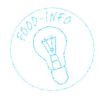

Früchte in einem Topf kurz aufkochen, etwas abkühlen lassen und die Chiasamen unterrühren. In ein sauberes Glas füllen und fest verschließen. Der Chia-Aufstrich ist dann gut gekühlt etwa 4 Tage haltbar.

www.sophia-thiel.com | 57

**Meine Rezepte**

# Schoko-Haselnuss-Aufstrich

## Für 1 Glas (200 ml)

*Pro EL (ca. 15 g)*
*110 kcal • 2 g EW • 11 g F • 2 g KH*

*200 g Haselnusskerne*
*2 ½ EL Kokosöl*
*2 EL Kakaopulver, stark entölt*
*1 Prise Salz*
*¼ TL gemahlene Vanille*
*2 EL Stevia oder Erythrit (Streusüße)*

## So geht's

1 Den Backofen auf 170 °C Ober-/Unterhitze vorheizen. Die Haselnüsse auf einem mit Backpapier belegten Backblech verteilen und im Ofen 8 bis 10 Minuten rösten.

2 Die gerösteten Nüsse anschließend in einen Standmixer geben und fein mahlen. Alle übrigen Zutaten hinzufügen und alles solange pürieren, bis eine cremige Masse entsteht.

3 Die Schokocreme in ein sauberes Glas füllen und im Kühlschrank aufbewahren. Sie hält sich gekühlt etwa 1 Woche.

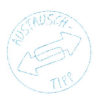

Probiere das Nussmus beispielsweise mit Cashewkernen und Kokosflocken oder mit Pistazien und Zitronenschale aus. Geriebene Orangenschale oder Chiliflocken passen ebenfalls super zum Schokoaufstrich.

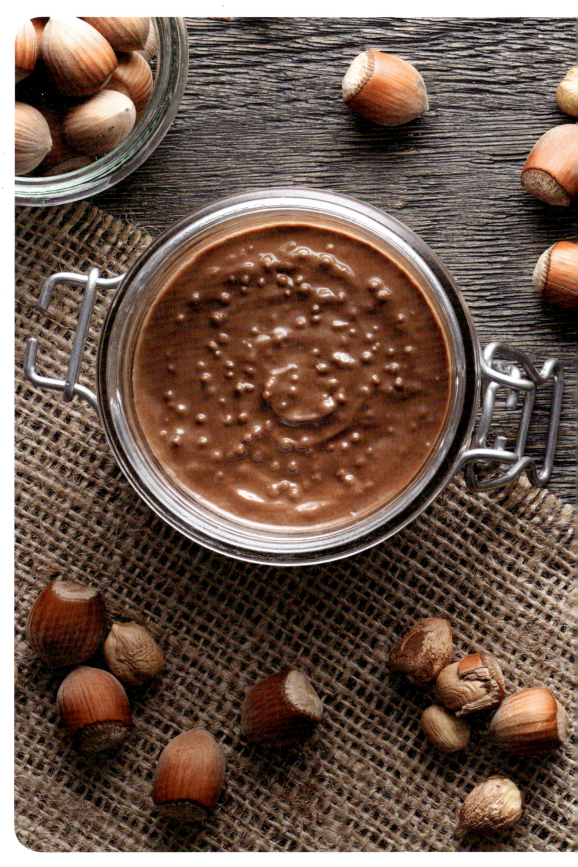

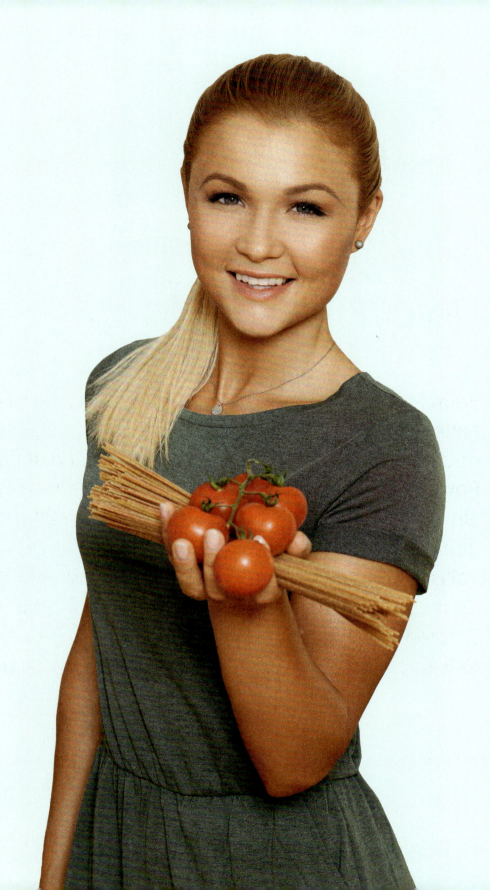

# Kraftpakete zum Mittagessen – mit und ohne Kohlenhydrate

Beim Mittagessen hast du die Wahl. Alle Gerichte enthalten langkettige Kohlenhydrate, z. B. aus Hülsenfrüchten und Gemüse, die dich lange sättigen und dir Power für die zweite Tageshälfte geben – ganz ohne ein Mittagstief. Zudem findest du einige Gerichte, die über eine Extraportion Kohlenhydrate in Form von Vollkornnudeln, Reis, Quinoa oder Kartoffeln verfügen. So musst du auch auf diese leckeren und gesunden Zutaten nie verzichten. Rezepte mit Kohlenhydrat-Beilage sind mit diesem Symbol gekennzeichnet.

>>Beim Mittagessen hole ich mir meine Power für den Rest des Tages.<<

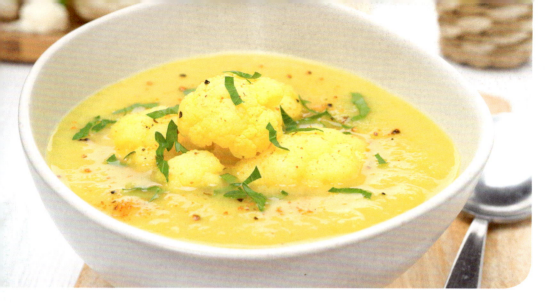

# Geröstete Curry-Blumenkohlsuppe

## Für 1 Portion

*413 kcal • 36 g EW • 22 g F • 15 g KH*

*250 g Blumenkohl*
*½ Zwiebel*
*1 Stück Ingwer (1–2 cm)*
*2 TL Kokosöl*
*1 TL Currypulver*
*300 ml Gemüsebrühe*
*2 EL Naturjoghurt (1,5 % Fett)*
*2 Stängel Koriandergrün*
*frisch gemahlener schwarzer Pfeffer*
*100 g Hähnchenbrustfilet*
*20 g Cashewkerne*

## So geht's

1 Blumenkohl waschen und in Röschen teilen. Zwiebel und Ingwer schälen und fein würfeln.

2 1 TL Kokosöl in einem Topf erhitzen und das Gemüse darin etwa 2 Minuten anschwitzen. ½ TL Currypulver hinzufügen und mitrösten. Mit Gemüsebrühe ablöschen und zugedeckt bei mittlerer Hitze etwa 15 Minuten kochen.

3 Die Suppe anschließend pürieren und den Joghurt unterrühren. Den Koriander hacken und unterheben, mit Pfeffer und Salz abschmecken.

4 Hähnchenbrustfilet in Streifen schneiden und in dem restlichen Kokosöl bei mittlerer Hitze rundum goldbraun anbraten. Mit dem restlichen Currypulver, Pfeffer und Salz würzen. Suppe in eine Schale füllen, die Hähnchenstreifen hineingeben und mit den Cashewkernen bestreuen.

Fülle die heiße Suppe in eine Thermoskanne oder einen Wärmebehälter, so bleibt sie für einen längeren Zeitraum warm. Problemlos mitnehmen kannst du die Suppe auch in einem Schraubglas. Gib Hähnchenbrustfilet und Cashewkerne erst kurz vor dem Verzehr zu deiner Suppe.

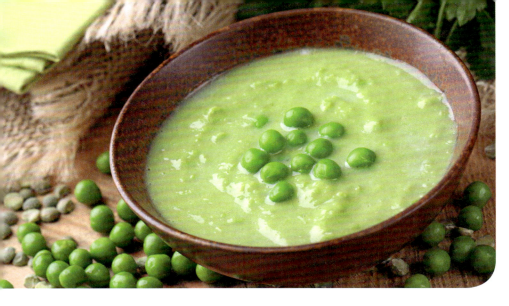

# Schnelle Erbsen-Kräuter-Suppe

### Für 1 Portion

*360 kcal • 17 g EW • 11 g F • 41 g KH*

*1 mittelgroße Kartoffel*
*Salz*
*200 g Erbsen, tiefgefroren*
*etwas Gemüsebrühe*
*½ Beet Kresse*
*2 EL Petersilie, gehackt*
*1 EL Nussmus, ungesüßt*
*frisch gemahlener schwarzer Pfeffer*

### So geht's

1. Kartoffel schälen und in Würfel schneiden. In leicht gesalzenem Wasser 10 Minuten kochen. Erbsen hinzufügen und weitere 5 Minuten kochen.
2. Die Suppe mit einem Stabmixer pürieren, nach Bedarf noch etwas Gemüsebrühe oder Wasser hinzufügen. Dann die Suppe ggf. nochmal erwärmen. Kräuter und Nussmus unterrühren und mit Pfeffer und Salz abschmecken.

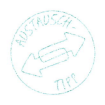

Wenn du keine Erbsen magst, kannst du auch Brokkoli, Blumenkohl oder anderes Gemüse nehmen.

www.sophia-thiel.com

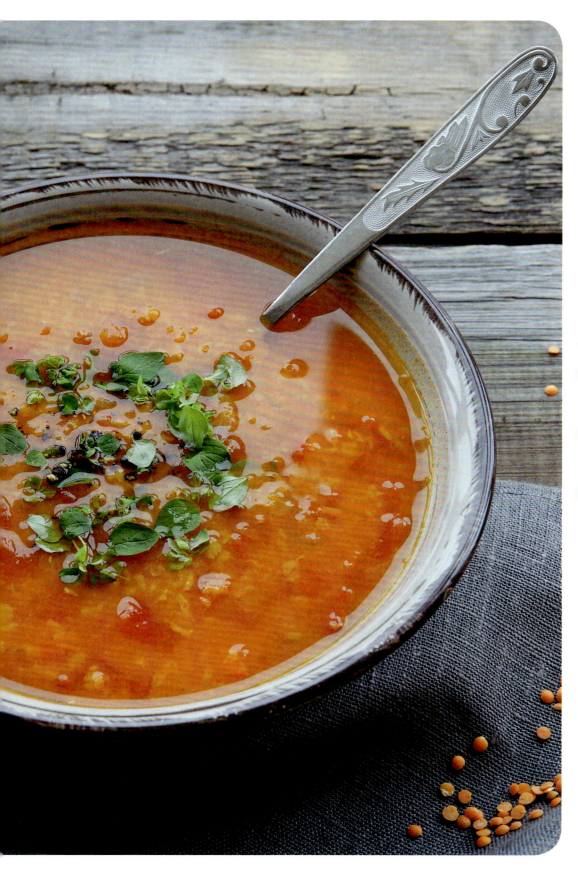

Kraftpakete zum Mittagessen – mit und ohne Kohlenhydrate

# Rote-Linsen-Kokos-Suppe

## Für 1 Portion

*470 kcal • 17 g EW • 26 g F • 37 g KH*

*½ rote Zwiebel*
*1 Knoblauchzehe*
*1 Karotte*
*1 TL Kokosöl*
*50 g rote Linsen*
*100 ml gehackte Tomaten (Dose)*
*100 ml Kokosmilch*
*150 ml Gemüsebrühe*
*Salz*
*frisch gemahlener schwarzer Pfeffer*
*gemahlene Kurkuma*

## So geht's

1. Zwiebel und Knoblauch schälen und fein würfeln. Die Karotte waschen, putzen und in Scheiben schneiden.
2. Das Öl in einem Topf erhitzen, Zwiebel, Knoblauch und Karotte darin anbraten.
3. Linsen, Tomaten, Kokosmilch und Brühe hinzufügen, alles etwa 20 Minuten köcheln lassen. Mit Pfeffer, Salz und Kurkuma abschmecken.

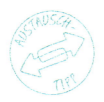

Gib für mehr Schärfe noch geriebenen Ingwer oder Chiliflocken hinzu. Wer es etwas leichter mag, tauscht die Kokosmilch durch Kokosdrink aus.

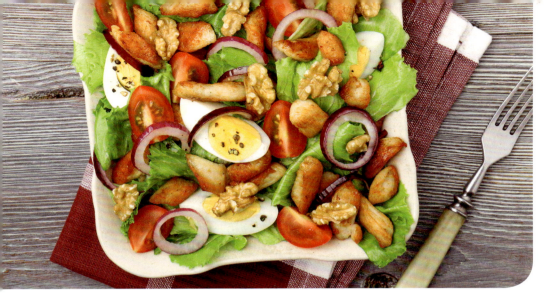

# Walnuss-Kartoffel-Salat mit Hähnchen

## Für 1 Portion

*450 kcal • 37 g EW • 14 g F • 40 g KH*

*100 g Hähnchenbrustfilet*
*2 Handvoll Blattsalat*
*3 Kirschtomaten*
*1 EL Petersilie, gehackt*
*2 kleine Pellkartoffeln vom Vortag*
*1 kleine rote Zwiebel*
*1 EL weißer Balsamicoessig*
*Salz*
*frisch gemahlener schwarzer Pfeffer*
*1 hart gekochtes Ei*
*10 g Walnusskerne*

## So geht's

1. Das Hähnchenfleisch trocken tupfen und in Streifen schneiden. In einer beschichteten Pfanne ohne Fett rundum goldbraun braten.
2. Salat, Tomaten und Petersilie waschen und putzen. Die Tomaten in Spalten schneiden, die Petersilie fein hacken. Die Kartoffeln pellen und in Würfel schneiden. Die Zwiebel schälen und in Ringe schneiden.
3. Alle Zutaten in einer Schüssel vermengen. Essig, Petersilie, Pfeffer und Salz hinzufügen. Das Ei pellen, in Spalten schneiden und zusammen mit den Hähnchenstreifen auf dem Salat verteilen. Zum Schluss mit Walnusskernen bestreuen.

Walnüsse sind das ideale »Brain Food«, denn sie enthalten reichlich B-Vitamine und helfen, bei Stress leichter Ruhe zu bewahren und konzentriert zu bleiben. Walnüsse sind zudem eiweißreich und stecken voll gesunder Omega-3-Fettsäuren.

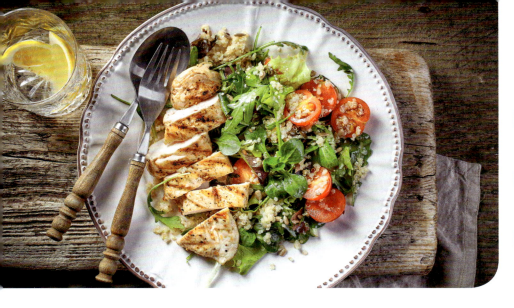

# Quinoa-Hähnchen-Salat

### Für 1 Portion

*440 kcal • 39 g EW • 12 g F • 38 g KH*

40 g Quinoa
¼ Gurke
5 Kirschtomaten
150 g Hähnchenbrustfilet
2 Handvoll Blattsalat,
　z. B. Feldsalat, Rucola, Römersalat

#### Avocado-Limetten-Dressing

50 g Avocado
Saft von ½ Limette
1 EL Petersilie, gehackt
frisch gemahlener schwarzer Pfeffer
Salz

### So geht's

1. Quinoa unter heißem Wasser abspülen und nach Packungsanweisung zubereiten.
2. In der Zwischenzeit Gurke, Tomate und Paprika waschen, putzen und in kleine Würfel schneiden.
3. Die Hähnchenbrust in Streifen schneiden und in einer beschichteten Pfanne ohne Öl knusprig anbraten.
4. Das Dressing vorbereiten: Das Fruchtfleisch der Avocado aus der Schale lösen und mit einer Gabel zerdrücken. Limette, Petersilie, Pfeffer und Salz dazugeben und alles mit dem Pürierstab oder mit einer Gabel vermengen.
5. Die Salatblätter voneinander lösen, waschen und trocken schütteln. Auf einem Teller oder in einer Schüssel anrichten.
6. Quinoa abgießen. Gemüse, Quinoa und Hähnchenbruststreifen auf den Teller oder die Schüssel geben und das Avocado-Dressing auf dem Salat verteilen.

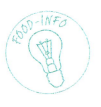

Quinoa, auch das Korn der Inka genannt, ist glutenfrei und gehört zu den Pseudogetreiden. Es versorgt dich mit reichlich wertvollem Eiweiß, Eisen, Magnesium und B-Vitaminen. Die richtige Kombination, um stressige Arbeitstage gut zu überstehen.

www.sophia-thiel.com | 67

# Meine Rezepte

## Thailändischer Hähnchen-Reis-Salat

### Für 1 Portion

*505 kcal • 33 g EW • 18 g F • 50 g KH*

*50 g Vollkornreis*
*1 Frühlingszwiebel*
*½ grüne Paprikaschote*
*100 g Hähnchenbrustfilet*
*1 TL Kokosöl*
*frisch gemahlener schwarzer Pfeffer*
*Salz*
*1 Karotte*
*1 TL Erdnussmus, ungesüßt*
*1 EL Limettensaft*
*½ TL rote Currypaste*
*1 EL Sojasauce*
*1 EL Erdnusskerne, gesalzen*

### So geht's

1. Vollkornreis nach Packungsanweisung zubereiten.
2. Frühlingszwiebel putzen, waschen und in Ringe schneiden. Paprika putzen, waschen und in Streifen schneiden.
3. Hähnchenbrust trocken tupfen und in Streifen schneiden. Das Kokosöl in einer Pfanne erhitzen und das Fleisch darin 6 bis 8 Minuten braten. Nach einigen Minuten Paprika und Frühlingszwiebel dazugeben und mitbraten. Mit Pfeffer und Salz würzen. Die Karotte schälen und grob raspeln.
4. Den Reis abgießen und mit Karotte, gebratenem Gemüse und Fleisch in eine Vorratsdose schichten.
5. Für das Dressing Erdnussmus, Limettensaft, Currypaste, Sojasauce und 1 EL Wasser verrühren. In ein Schraubglas füllen und kalt stellen.
6. Kurz vor dem Verzehr das Dressing über den Salat geben und die Erdnüsse darüberstreuen.

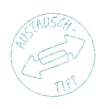

Statt Hähnchen passen auch mageres Rindfleisch oder angebratene Tofuwürfel. Tausche Reis durch Glasnudeln oder Vollkornnudeln aus. Peppe deinen Salat noch mit frisch gehackten Kräutern wie Koriander, Petersilie oder Minze auf. Gib für mehr Schärfe geriebenen Ingwer oder Chiliflocken hinzu.

Kraftpakete zum Mittagessen – mit und ohne Kohlenhydrate

# Asiatischer Reissalat mit Rindfleisch

## Für 1 Portion

*530 kcal • 34 g EW • 17 g F • 52 g KH*

*50 g Vollkornreis*
*1 Karotte*
*½ grüne Paprikaschote*
*50 g Zuckerschoten*
*½ rote Zwiebel*
*130 g Rindfleisch (Lende oder Filet)*
*1 TL Kokos- oder Sesamöl*
*Salz*
*frisch gemahlener schwarzer Pfeffer*
*Chiliflocken*
*2 Stängel Koriandergrün*

## So geht's

1. Reis nach Packungsanweisung kochen.
2. Gemüse putzen und waschen. Die Zwiebel schälen. Karotte schräg in Scheiben schneiden, Zwiebel und Paprika würfeln und die Zuckerschoten schräg halbieren.
3. Das Rindfleisch in Streifen schneiden. Das Öl in einer Pfanne oder einem Wok erhitzen und das Fleisch darin etwa 2 Minuten anbraten. Herausnehmen und warm halten.
4. Paprika und Karotte in die Pfanne geben und 2 bis 3 Minuten anbraten. Mit Salz, Pfeffer und Chili abschmecken. Zuckerschoten hinzufügen und kurz anschwitzen. Nun das Rindfleisch in die Pfanne geben und mit dem Gemüse vermengen. Den Reis abgießen und unterrühren. Den Koriander hacken und darüberstreuen.

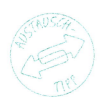

Tausche das Gemüse nach deinem Geschmack aus. Du kannst beispielsweise Brokkoli, Sprossen, Lauch oder Frühlingszwiebeln in deinen Reissalat geben. Anstatt Reis ist auch Quinoa oder Hirse lecker. Werde selbst kreativ!

# Meine Rezepte

## Hähnchen mit Süßkartoffelstampf und Spinat

### Für 1 Portion

*540 kcal • 43 g EW • 14 g F • 52 g KH*

*180 g Süßkartoffeln*
*50 g Knollensellerie*
*1 kleine Karotte*
*Salz*
*150 g Blattspinat, tiefgefroren*
*1 Knoblauchzehe*
*frisch gemahlener schwarzer Pfeffer*
*frisch geriebene Muskatnuss*
*150 g Hähnchenbrust*
*1 EL Rapsöl, alternativ Kokos- oder Olivenöl*
*Paprikapulver, edelsüß*
*2 EL Milch oder Soja-Kochcreme*

### So geht's

1 Süßkartoffeln, Sellerie und Karotte schälen und in Würfel schneiden. In leicht gesalzenem Wasser 20 bis 25 Minuten kochen.
2 In der Zwischenzeit den Blattspinat in einem Topf erwärmen. Die Knoblauchzehe schälen und hineinpressen, den Spinat mit Pfeffer und Muskat würzen.
3 Das Hähnchenbrustfilet trocken tupfen. Das Öl in einer beschichteten Pfanne erhitzen und das Hähnchenbrustfilet darin bei mittlerer Hitze goldbraun braten. Mit Pfeffer, Salz und Paprikapulver würzen.
4 Das Kartoffelwasser abgießen. Soja-Kochcreme oder Milch zum Gemüse geben und alles zu Brei stampfen. Mit 1 Prise Muskat und Pfeffer abschmecken.
5 Süßkartoffelpüree zusammen mit dem Spinat und Hähnchenbrustfilet auf einen Teller geben.

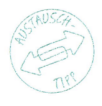

Für mehr Würze im Püree gib noch 1 kleine Zwiebel mit in das Kochwasser und püriere sie anschließend mit.

Kraftpakete zum Mittagessen – mit und ohne Kohlenhydrate

# Bunte Paella

### Für 1 Portion
*507 kcal • 52 g EW • 15 g F • 40 g KH*

*150 g Blumenkohl*
*100 g Brokkoli*
*40 g Vollkornreis*
*Salz*
*½ Zwiebel*
*1 Knoblauchzehe*
*1 Tomate*
*100 g Hähnchenbrust*
*2 TL Kokosöl oder Olivenöl*
*frisch gemahlener schwarzer Pfeffer*
*¼ TL gemahlene Kurkuma*
*75 ml Gemüsebrühe*
*150 g Garnelen, gegart und geschält*
*Saft von ½ Zitrone*
*2 EL gehackte Petersilie*

### So geht's

1 Blumenkohl und Brokkoli waschen, putzen und der Küchenmaschine oder einem Messer zerkleinern.

2 Vollkornreis nach Packungsanweisung in leicht gesalzenem Wasser kochen.

3 Zwiebel und Knoblauch schälen und in feine Würfel schneiden. Tomate waschen und würfeln. Hähnchenfleisch trocken tupfen und in Streifen schneiden.

4 In einem Wok oder in einer Pfanne etwas Öl erhitzen und das Fleisch darin anbraten, mit Salz und Pfeffer würzen, aus der Pfanne nehmen und beiseitestellen.

5 Erneut etwas Kokosöl in Wok oder Pfanne geben. Knoblauch, Zwiebel, Tomate sowie Kurkuma darin anrösten. Blumenkohl, Brokkoli und Vollkornreis hinzufügen und 2 Minuten anbraten. Mit Gemüsebrühe ablöschen, Garnelen und Hähnchenfleisch in die Pfanne geben. Alles mit Pfeffer, Salz, Zitronensaft und Petersilie abschmecken und 2 bis 3 Minuten einkochen lassen.

www.sophia-thiel.com | 71

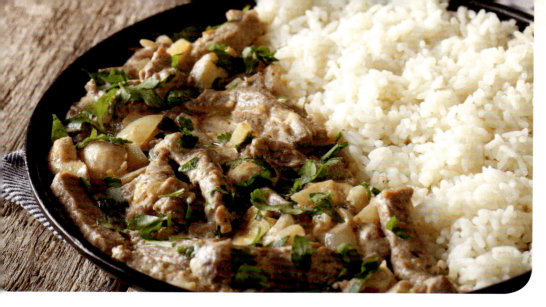

# Putenfrikassee mit Quinoa

## Für 1 Portion

*509 kcal • 53 g EW • 15 g F • 34 g KH*

*50 g Quinoa, alternativ Reis*
*200 g braune Champignons*
*1 kleine Zwiebel*
*150 g Putenfleisch*
*2 TL Rapsöl*
*frisch gemahlener schwarzer Pfeffer*
*Salz*
*50 ml Soja-Kochcreme*
*1 EL gehackte Petersilie*

## So geht's

1 Quinoa mit Wasser abspülen und nach Packungsanweisung zubereiten.

2 Champignons putzen und vierteln. Zwiebel schälen und in Würfel schneiden. Fleisch mit Küchenpapier abtupfen und in Streifen schneiden.

3 1 TL Öl in einer Pfanne erhitzen und das Putenfleisch scharf anbraten, mit Pfeffer und Salz würzen. Das Fleisch herausnehmen. Die Hitze reduzieren und die Zwiebel anbraten, dann herausnehmen. Etwas Öl in die heiße Pfanne geben und die Champignons darin anbraten, bis die Flüssigkeit verdampft ist. Champignons pfeffern und mit 50 ml Wasser und Soja-Kochcreme ablöschen. Putenfleisch und Zwiebeln wieder in die Pfanne geben und alles einköcheln lassen. Mit gehackter Petersilie bestreuen.

4 Quinoa auf einen Teller geben und mit dem Putenfrikassee anrichten.

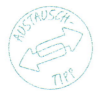

Veganer ersetzen das Putenfleisch durch Tofu oder Seitan. Variiere das Gemüse nach deinem Geschmack. Statt Champignons passen auch grüne Erbsen, Karotten oder ein frischer Blattsalat zum Puten-Frikassee.

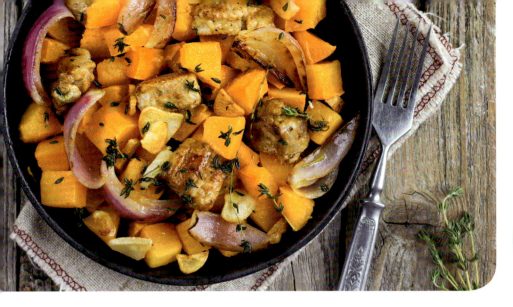

## Ofenkürbis mit Putenstreifen und Minzedip

### Für 1 Portion

*478 kcal • 48 g EW • 18 g F • 25 g KH*

350 g Kürbis, z. B. Hokkaido oder Butternut
1 Knoblauchzehe
1 Zwiebel
3 TL Raps-, Oliven- oder Kokosöl
frisch gemahlener schwarzer Pfeffer
Salz
2 Blätter Minze
100 g Naturjoghurt (1, 5 % Fett)
160 g Putenbrust

### So geht's

1. Den Backofen auf 180 °C Ober-/Unterhitze vorheizen.
2. Hokkaido-Kürbis muss nicht geschält werden. Kürbis einfach waschen und in Spalten schneiden. Knoblauch schälen. Zwiebel schälen und vierteln. Alles in eine ofenfeste Form geben und mit 2 TL Öl beträufeln. Pfeffern, salzen und im Ofen etwa 20 Minuten backen.
3. In der Zwischenzeit die Minze hacken, in den Joghurt rühren und alles pfeffern.
4. Das Putenfleisch mit Küchenpapier abtupfen. 1 TL Öl in einer beschichteten Pfanne erhitzen und das Fleisch darin rundum goldbraun anbraten. Mit Pfeffer und Salz würzen.
5. Das Fleisch mit dem Kürbis anrichten, den Joghurt dazustellen.

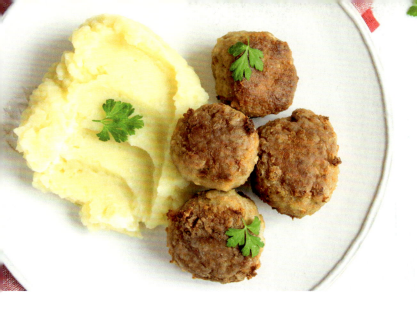

# Puten-Hackbällchen mit Sellerie-Kartoffelstampf

## Für 1 Portion

*470 kcal • 44 g EW • 17 g F • 28 g KH*

*150 g Knollensellerie*
*150 g Kartoffeln*
*Salz*
*1 Frühlingszwiebel*
*130 g Putenhackfleisch*
*2 TL gehackte Petersilie, tiefgefroren*
*1 TL Tomatenmark*
*1 kleines Ei*
*frisch gemahlener schwarzer Pfeffer*
*Salz*
*Chilipulver*
*1 TL Rapsöl*
*50 ml Sojadrink*
*frisch geriebene Muskatnuss*

## So geht's

1 Sellerie und Kartoffeln schälen und in Würfel schneiden. In leicht gesalzenem Wasser 20 Minuten kochen.

2 In der Zwischenzeit die Frühlingszwiebel waschen, putzen und hacken. Hackfleisch mit Zwiebel, Petersilie, Tomatenmark, Ei, Pfeffer, Salz und 1 Prise Chili verkneten. Aus der Masse kleine Hackbällchen formen.

3 Öl in einer beschichteten Pfanne erhitzen und die Hackbällchen darin zunächst scharf anbraten. Dann die Hitze reduzieren und einen Deckel auf die Pfanne legen. Bei mittlerer Hitze weiterbraten.

4 Gemüse abgießen und mit einem Kartoffelstampfer zerdrücken. Sojadrink hinzufügen und das Püree mit etwas Muskat und 1 TL Petersilie abschmecken. Mit den Hackbällchen anrichten.

> Knollensellerie gehört zu den Wurzelgemüsen. Die Powerwurzel ist reich an Kalzium, Eisen und Vitaminen.

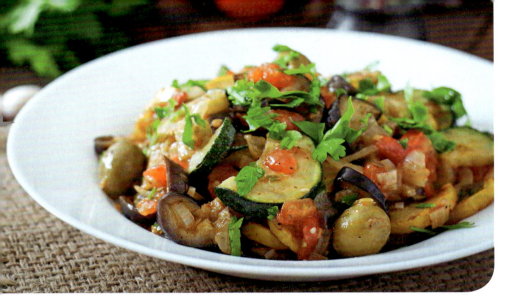

# Ratatouille mit Hackfleisch

### Für 1 Portion
*530 kcal • 29 g EW • 21 g F • 49 g KH*

50 g Vollkornreis
100 g mageres Rinderhackfleisch
frisch gemahlener schwarzer Pfeffer
Salz
½ Zucchini
¼ Aubergine
½ rote Paprikaschote
½ gelbe Paprikaschote
2 Tomaten
1 Schalotte
1 Knoblauchzehe
1 TL Olivenöl
2 TL Kräuter der Provence
Paprikapulver, edelsüß

### So geht's

1. Vollkornreis nach Packungsanweisung zubereiten.
2. Hackfleisch in einer beschichteten Pfanne krümelig anbraten. Mit Pfeffer und Salz würzen.
3. Das Gemüse waschen, putzen und in kleine Würfel schneiden.
4. Schalotte und Knoblauch schälen und fein würfeln. Etwas Öl in einem Topf erhitzen und die Zwiebel kurz darin anschwitzen. Zucchini, Aubergine, Paprika und Knoblauch hinzufügen und anschwitzen. Tomaten hinzufügen und mit 100 ml Wasser ablöschen. Kräuter und Hackfleisch hinzufügen und alles etwa 15 Minuten garen. Mit Pfeffer, Salz und Paprikapulver abschmecken.
5. Den Reis mit dem Ratatouille auf einem Teller anrichten.

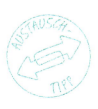

Statt Vollkornreis passen auch Kartoffeln oder Süßkartoffeln zum Ratatouille-Gemüse.

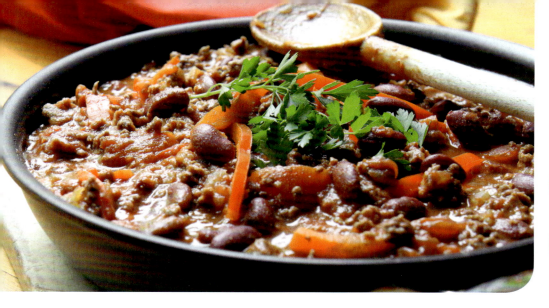

# Kidneybohnen mit Hack in Tomatensoße

## Für 1 Portion

*525 kcal • 38 g EW • 24 g F • 33 g KH*

½ Zucchini
½ rote Paprikaschote
1 Schalotte
1 TL Öl
125 g Hackfleisch, z. B. von der Pute
Salz
frisch gemahlener schwarzer Pfeffer
Chilipulver
200 ml passierte Tomaten mit Kräutern
   (Fertigprodukt)
90 g Kidneybohnen (Dose)
frische Kräuter nach Belieben

## So geht's

1. Gemüse putzen, waschen und in Würfel schneiden. Die Schalotte abziehen und würfeln.
2. Öl in einer Pfanne erhitzen. Schalottenwürfel hinzufügen und kurz anschwitzen. Hackfleisch dazugeben und krümelig anbraten. Anschließend Gemüsewürfel hinzufügen und mit anbraten. Mit Pfeffer, Salz und Chilipulver würzen.
3. Passierte Tomaten und Kidneybohnen zu der Hack-Gemüse-Pfanne geben, unterrühren und erwärmen, ggf. nachwürzen und frische Kräuter darübergeben.

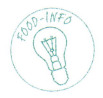

Schalotten sind kleine, längliche Zwiebeln, die besonders mild sind und leicht süßlich schmecken.

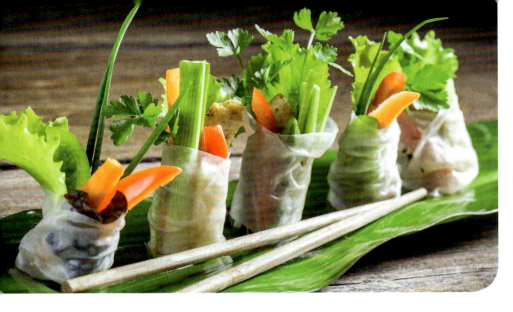

# Sommerrollen mit Hähnchenstreifen und Erdnussdip

### Für 1 Portion
*400 kcal • 25 g EW • 12 g F • 40 g KH*

1 kleine Karotte
¼ Gurke
1 kleines Salatherz
50 g Avocado
3 Blätter Thai-Basilikum
5 Reispapierblätter (Asiashop)
80 g Hähnchenstreifen, gebraten (Kühlregal)

*Für den Dip*
1 EL Sojasauce
1 EL Erdnussmus
1 TL Limettensaft
frisch geriebener Ingwer
Streusüße nach Geschmack

### So geht's

1. Karotte, Gurke und Salat waschen. Avocado aus der Schale lösen. Gurke, Avocado und Karotte in Stifte schneiden. Thai-Basilikum grob hacken.
2. Einen flachen Teller mit warmem Wasser füllen. Das erste Reispapier in das Wasser tunken, ggf. wenden und 15 bis 20 Sekunden warten, bis das Papier fast ganz weich ist. Reispapier auf einer glatten Oberfläche ausbreiten und in der unteren Hälfte mit Gemüse, Salat, Hähnchenstreifen und Basilikum füllen. Einmal einschlagen, die Seiten einklappen und eng einrollen. Die anderen Blätter ebenso verarbeiten.
3. Für den Dip alle Zutaten miteinander verrühren, ggf. noch etwas Wasser hinzufügen.

www.sophia-thiel.com | 77

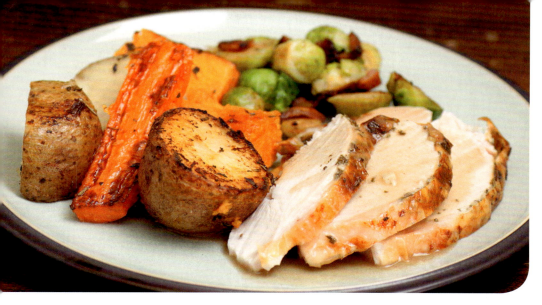

# Gebackenes Gemüse mit Hähnchenbrust

## Für 1 Portion

*550 kcal • 51 g EW • 10 g F • 55 g KH*

*200 g Süßkartoffeln*
*100 g Champignons*
*½ kleine Zucchini*
*150 g Rosenkohl, tiefgefroren*
*1 TL Kokosöl*
*Salz*
*frisch gemahlener schwarzer Pfeffer*
*160 g Hähnchenbrustfilet*
*Paprikapulver, edelsüß*

## So geht's

1. Den Backofen auf 180 °C Ober-/Unterhitze vorheizen.
2. Süßkartoffeln schälen und in Scheiben schneiden. Champignons putzen und halbieren. Zucchini waschen und in Scheiben schneiden. Dieses Gemüse in eine ofenfeste Form geben und mit etwas Öl beträufeln, pfeffern und salzen. Gemüse im Ofen etwa 20 Minuten backen.
3. In der Zwischenzeit den Rosenkohl in leicht gesalzenem Wasser bissfest kochen.
4. Hähnchenfleisch trocken tupfen. In einer beschichteten Pfanne ohne Fett anbraten. Mit Pfeffer, Salz und Paprikapulver würzen.
5. Hähnchenbrustfilet mit dem Ofengemüse und Rosenkohl auf einen Teller geben.

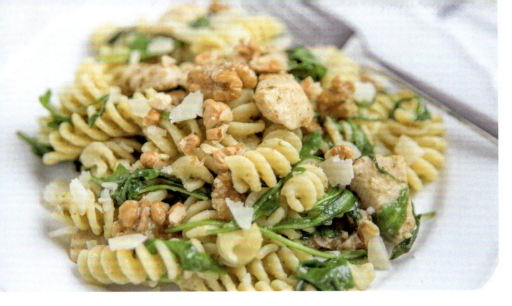

# Quinoapasta mit Hähnchen und Rucola

## Für 1 Portion

*507 kcal • 37 g EW • 18 g F • 44 g KH*

*½ kleine Zucchini*
*½ Zwiebel*
*1 Handvoll Rucola*
*60 g Quinoanudeln (s. Food-Info)*
*Salz*
*120 g Hähnchenbrustfilet*
*1 TL Raps- oder Olivenöl*
*frisch gemahlener schwarzer Pfeffer*
*10 g Walnusskerne*

## So geht's

1. Zucchini waschen. Zwiebel schälen. Beides in Würfel schneiden. Rucola verlesen, waschen und in einem Sieb abtropfen lassen. Fleisch trocken tupfen und in Stücke schneiden.
2. Quinoanudeln in leicht gesalzenem Wasser in 2 Minuten bissfest garen.
3. In der Zwischenzeit das Hähnchenbrustfilet in etwas Öl rundum bei mittlerer Hitze goldbraun braten. Mit Pfeffer und Salz würzen und aus der Pfanne nehmen.
4. Restliches Öl in die Pfanne geben und Zucchini und Zwiebel 2 Minuten anschwitzen. Mit Pfeffer und Salz würzen.
5. Die Nudeln abgießen und zum Gemüse in die Pfanne geben, alles miteinander vermengen. Den Rucola unterheben und die Pasta auf einem Teller verteilen.

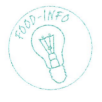

Quinoa-Nudeln werden aus weißem Quinoa hergestellt und sind eine leckere Alternative zu herkömmlichen Nudeln aus Weizenmehl. Es gibt auch Pasta aus Hülsenfrüchten, z. B. Mungbohnen, gelben Linsen oder Kichererbsen. Unter sophia-thiel.vitafy.de (Shoplink) findest du u. a. die leckeren Quinoanudeln.

www.sophia-thiel.com | 79

Meine Rezepte

# Dreierlei Gemüsepommes mit Lachs

## Für 1 Portion

*565 kcal • 33 g EW • 21 g F • 54 g KH*

*1 kleine Zucchini*
*200 g Süßkartoffeln*
*100 g Karotten*
*Salz*
*frisch gemahlener schwarzer Pfeffer*
*2 TL Kokosöl*
*125 g Lachsfilet*

## So geht's

1. Den Backofen auf 180 °C Ober-/Unterhitze vorheizen.
2. Das Gemüse waschen, putzen bzw. schälen und in lange Stifte (Pommes) schneiden. Die Gemüsestifte in einer Schüssel mit Salz, Pfeffer und 1 TL Kokosöl gut vermengen und auf einem Backblech verteilen. Im heißen Ofen 20 bis 25 Minuten backen.
3. Den Lachs mit Küchenpapier abtupfen und in Kokosöl bei mittlerer Hitze braten, bis er nicht mehr glasig ist. Lachs aus der Pfanne nehmen und auf einen Teller geben. Mit Pfeffer und Salz würzen. Mit den Gemüsepommes servieren.

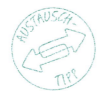

Dazu passt ein scharfer Tomatendip: Stückige Tomaten aus der Dose mit etwas Knoblauch, Zwiebel, Chilipulver und Currypulver verrühren und mit Pfeffer und Salz abschmecken.

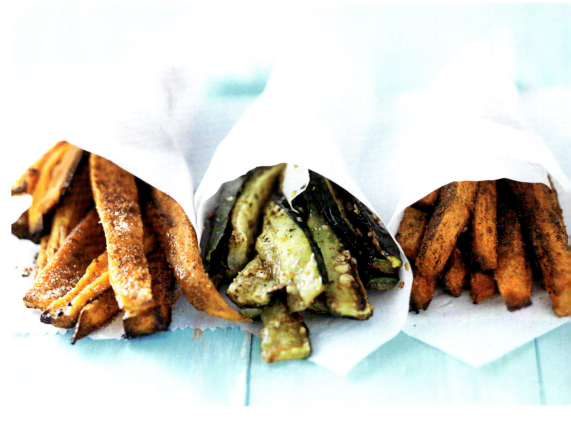

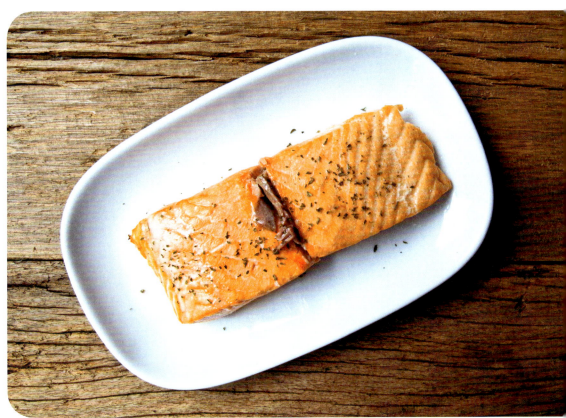

**Meine Rezepte**

# Meal Preparation – meine Tipps für dich

Da ich viel unterwegs bin, habe ich es mir angewöhnt, mein Essen portionsweise zuzubereiten. Meal Preparation – kurz Meal Prep – ist für mich die einfachste und beste Art, mich unterwegs mit den Nährstoffen zu versorgen, die mein Körper braucht. Außerdem kann ich mir das zubereiten, was mir schmeckt und muss mich unterwegs nicht ständig auf die Suche nach dem geeigneten Essen machen.

## Verwende Lunchboxen

Wichtig sind gute Frischhalteboxen oder Lunch-Dosen. Möchtest du deine Mahlzeiten in einer Mikrowelle erwärmen, dann sollte die Vorratsdose mikrowellengeeignet sein. Für den Transport von Gemüsesticks, Muffins oder kleineren Snacks eignen sich auch Gefrierbeutel. Für Suppen nehme ich gern eine Thermoskanne oder ein Schraubglas.

Verwende am besten BPA-(Bisphenol A-) freie Frischhalteboxen. Der Vorteil von Lunchboxen-Sets ist, dass sie sich meist stapeln lassen. Das verleiht dem Transport in einem Rucksack mehr Stabilität und du kannst unterschiedliche Gerichte getrennt aufbewahren.

## Mache dir einen Plan

Überlege dir vor dem Einkauf, welche Mahlzeiten du in den nächsten Tagen vorbereiten möchtest und schreibe dir eine Einkaufsliste. Koche am Anfang nicht für mehr als zwei bis drei Tage vor. Beilagen wie Reis oder Nudeln kannst du natürlich in größeren Mengen vorkochen. Gemüse ist ebenfalls einige Tage haltbar. Du kannst auch gern auf tiefgefrorene Ware zurückgreifen.

## Spare dir Zeit mit Meal Prep

Überlege dir, was für dich die beste Strategie ist: Für manche ist es einfacher, an einem Abend gleich für drei oder mehr Tage vorzukochen. Andere bevorzugen es, nur den kommenden Tag oder das morgendliche Frühstück zu planen. Am einfachsten geht es, wenn du das Gekochte gleich portionsweise einfrieren kannst.

**Mein Extratipp:** Führe alle zwei Monate einen Gemüseschnippeltag ein und friere das vorbereitete Gemüse portionsweise ein. Dann hast du deine Gemüseportion immer parat und fügst ganz nach Geschmack noch Fisch, Fleisch, Eier oder Sojaprodukte hinzu.

# Meal Preparation – meine Tipps für dich

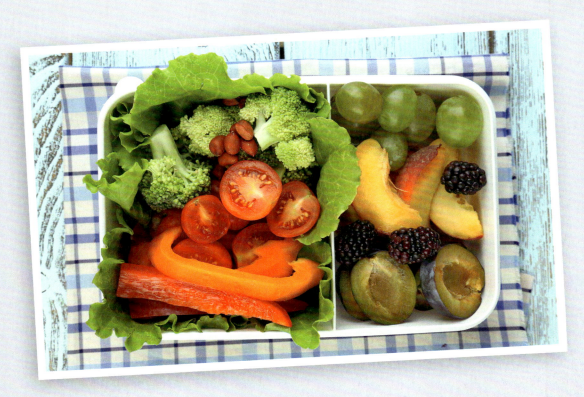

## Lebensmittel gegen das Mittagstief

Achte beim Mittagessen darauf, dass du Lebensmittel verwendest, die nicht zu schwer im Magen liegen oder dich müde machen. Iss deshalb:

- langsam verdauliche Kohlenhydrate wie Vollkornprodukte und Hülsenfrüchte,
- Gemüse und Salat mit unterschiedlichen Kräutern und gesunden Pflanzenölen wie Raps- oder Olivenöl,
- fettarmes Eiweiß wie es in Fisch, Geflügelfleisch, Eier oder veganen Alternativen (Soja- oder Lupinenprodukte) vorkommt,
- gesunde Fette wie sie z. B. in Avocados und Nüssen enthalten sind.

Wichtig dabei ist, dass du immer ausreichend Flüssigkeit zu dir nimmst, bevorzugt Wasser, Mineralwasser oder Tee.

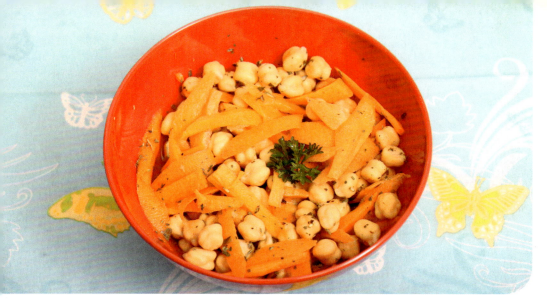

# Karotten-Kichererbsen-Salat

### Für 1 Portion
*490 kcal • 28 g EW • 15 g F • 52 g KH*

50 g fettarmer Feta (9 % Fett)
200 g Karotten
180 g Kichererbsen (Dose)
½ Bund Petersilie
Saft von ½ Zitrone
1 TL Olivenöl
frisch gemahlener schwarzer Pfeffer
Salz
1 Msp. gemahlener Kreuzkümmel

### So geht's

1 Die Kichererbsen in einem Sieb abtropfen lassen.
2 Karotten schälen und auf einer Gemüsereibe fein raspeln. Kichererbsen und Karotten in einer Schüssel vermengen. Den Feta grob würfeln und unterrühren.
3 Die Petersilie waschen, trocken schütteln und fein hacken. Mit Zitronensaft, Olivenöl, Pfeffer, Kreuzkümmel und Salz unter den Salat heben.

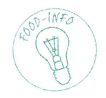

Kreuzkümmel, auch Cumin genannt, ist etwas milder im Geschmack als Kümmel. Er gibt Gerichten eine orientalische Note.

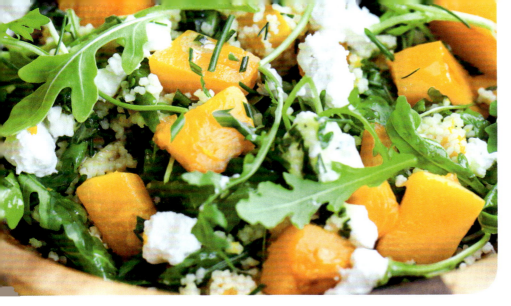

# Kürbis-Feta-Salat

### Für 1 Portion
*367 kcal • 21 g EW • 17 g F • 26 g KH*

*300 g Kürbis, z. B. Hokkaido*
*2 Handvoll Blattsalat, z. B. Rucola*
*½ kleine rote Zwiebel*
*60 g fettarmer Feta (9 % Fett)*
*½ Granatapfel*
*1 EL Olivenöl*
*1 EL weißer Balsamicoessig*
*1 TL Schnittlauchröllchen*
*frisch gemahlener schwarzer Pfeffer*
*Salz*

### So geht's

1. Den Backofen auf 180 °C Ober-/Unterhitze vorheizen. Den Kürbis waschen, halbieren, entkernen und in kleine Stücke schneiden. Auf einem mit Backpapier belegten Backblech verteilen und im Ofen etwa 25 Minuten backen.
2. In der Zwischenzeit den Blattsalat waschen. Die Zwiebel schälen und in dünne Ringe schneiden. Den Feta in Würfel schneiden.
3. Für das Dressing den Granatapfel halbieren. Ein Viertel auf einer Zitruspresse auspressen, aus dem anderen Viertel die Kerne herauslösen. Den Granatapfelsaft mit Olivenöl, Essig, Schnittlauch, Pfeffer und Salz verrühren.
4. Salat, Kürbis, Zwiebel, Granatapfelkerne und Feta in einer Schüssel vermengen und das Dressing darübergeben.

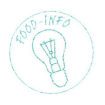

Kürbis enthält viele Mineralstoffe wie Kalzium, Eisen und Kalium, die den Flüssigkeitshaushalt im Körper regulieren.

www.sophia-thiel.com | 85

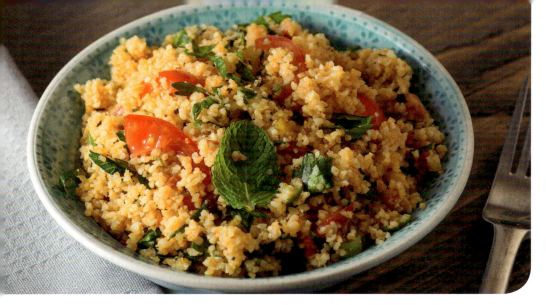

# Tomaten-Taboulé mit Joghurtdip

### Für 1 Portion

*430 kcal • 16 g EW • 14 g F • 58 g KH*

60 g Couscous oder Bulgur
125 g Tomaten
¼ Salatgurke
1 Frühlingszwiebel
¼ Bund Petersilie oder Minze
1 TL Zitronensaft
1 EL Olivenöl
¼ TL Paprikapulver, edelsüß
frisch gemahlener schwarzer Pfeffer
Salz
150 g Naturjoghurt (1,5 % Fett)

### So geht's

1 Couscous mit 120 ml kochendem Wasser vermengen und 10 Minuten quellen lassen.
2 In der Zwischenzeit Tomaten, Gurke und Frühlingszwiebel waschen, putzen und klein schneiden. Petersilie waschen und fein hacken.
3 Couscous, Kräuter und Gemüse in einer Schüssel vermengen.
4 Zitronensaft, Öl, Paprikapulver, Pfeffer und Salz zu einer Marinade verrühren, unter den Salat mischen.
5 Joghurt mit etwas Pfeffer würzen und als Topping zum Salat geben.

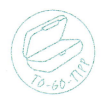

Dieser Salat lässt sich gut mitnehmen. Bereite den Salat am Abend vor und fülle alles, außer dem Joghurt, in eine Vorratsdose. Den Joghurt nimmst du separat mit.

Kraftpakete zum Mittagessen – mit und ohne Kohlenhydrate

# Veggie-Wraps

### Für 1 Portion (3 Wraps)

*533 kcal • 45 g EW • 22 g F • 34 g KH*

*Für den Wrap-Teig*
*2 Eier*
*4 Eiweiß*
*2 EL Eiweißpulver, neutraler Geschmack*
*1 TL Öl*
*Salz*

*Für die Füllung*
*150 g Kidneybohnen (Dose)*
*1 EL Zitronensaft*
*1 Msp. gemahlener Kreuzkümmel*
*frisch gemahlener schwarzer Pfeffer*
*Salz*
*½ Avocado*

### So geht's

1. Eier, Eiweiße, Eiweißpulver und Salz mit einem Schneebesen oder Mixstab verquirlen.
2. Aus dem Teig die Wraps backen: Eine beschichtete Pfanne dünn mit Fett bestreichen und etwas Teig hineingießen. Wraps von beiden Seiten jeweils 3 Minuten backen.
3. Für die Füllung Kidneybohnen abtropfen lassen und mit einer Gabel zerdrücken. Anschließend mit Zitronensaft, Kreuzkümmel, Pfeffer und Salz würzen. Die Avocado aus der Schale lösen und in Würfel schneiden.
4. Wraps mit Avocado und Kidneybohnen belegen, einrollen und in Frischhaltefolie wickeln.

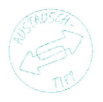

Fülle deine Wraps nach deinem Geschmack, etwa mit Hähnchen, Tofu, Lachs oder anderen Hülsenfrüchten, z. B. Kichererbsen oder Linsen.

# Meine Rezepte

# Leichte Spinat-Feta-Quiche

## Für 1 Quiche (4 Stücke)

*Pro Portion*
*530 kcal • 55 g EW • 28 g F • 10 g KH*

*500 g Blattspinat, tiefgefroren oder*
*   1 kg frischer Blattspinat*
*1 rote Zwiebel*
*4 Kirschtomaten*
*1 TL Kokosöl*
*Salz*
*frisch gemahlener schwarzer Pfeffer*
*frisch geriebene Muskatnuss*
*200 g fettarmer Feta (9 % Fett)*
*6 Eier*
*100 g Naturjoghurt (1,5 % Fett)*

*Außerdem*
*1 Springform (26 cm Ø)*

## So geht's

1. Den tiefgefrorenen Blattspinat in einem Topf erwärmen und auftauen. Frischen Spinat verlesen, waschen und tropfnass in einem Topf bei mittlerer Hitze zusammenfallen lassen. Anschließend in einem Sieb abtropfen lassen bzw. mit einem Löffel ausdrücken.
2. In der Zwischenzeit die Zwiebel schälen und in feine Würfel schneiden. Die Kirschtomaten waschen und halbieren. Backofen auf 200 °C Ober-/Unterhitze vorheizen.
3. ½ TL Kokosöl in einer Pfanne erhitzen und die Zwiebelwürfel darin anschwitzen. Spinat und Tomaten hinzufügen, alles etwa 2 Minuten braten und mit Pfeffer, Salz und Muskat würzen. Feta würfeln und hinzufügen. Die Pfanne vom Herd nehmen.
4. Eier in einem hohen Gefäß verquirlen, mit Joghurt, Salz und Pfeffer vermengen, zu der Spinatmasse in die Pfanne geben und gleichmäßig verteilen.
5. Den Boden einer Springform mit etwas Kokosöl auspinseln und die Spinat-Feta-Eimasse hineingeben.
6. Im vorgeheizten Ofen 40 bis 45 Minuten backen. Quiche abkühlen lassen und in 4 Stücke schneiden.

Die Quiche schmeckt auch kalt. Einfach die Stücke in eine Vorratsdose oder in Folie einpacken und mitnehmen. Übrigens: Eine Portion entspricht 2 Stücken Quiche.

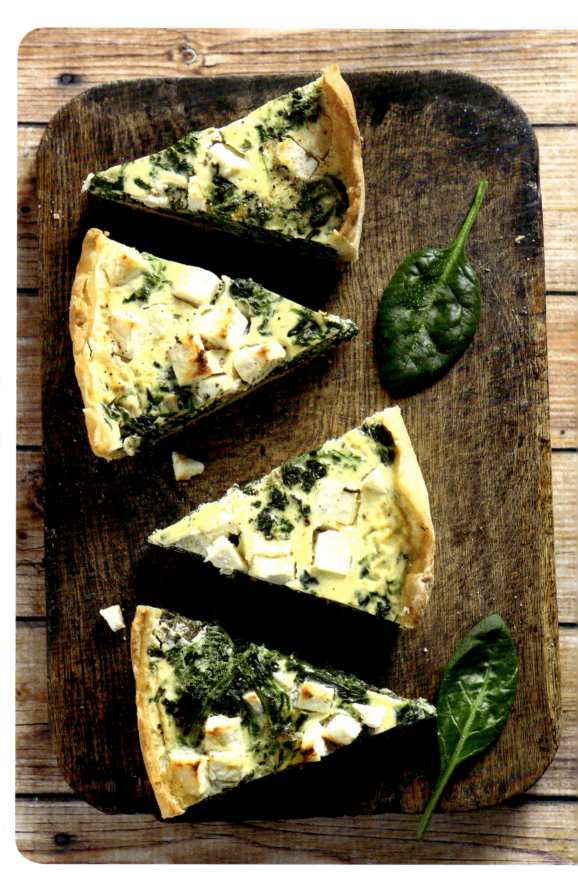

**Meine Rezepte**

# Linsen-Spargel-Salat mit Ei

## Für 1 Portion

*507 kcal • 30 g EW • 17 g F • 42 g KH*

*80 g braune Linsen*

*200 g weißer Spargel*

*Salz*

*2 Tomaten*

*½ rote Zwiebel*

*1 ½ EL Balsamicoessig*

*½ TL Senf*

*frisch gemahlener schwarzer Pfeffer*

*1 EL Olivenöl*

*1 EL Schnittlauchröllchen*

*1 Ei*

## So geht's

1 Die Linsen nach Packungsanweisung garen.

2 Den Spargel schälen, von den harten Enden befreien und in kochendem Salzwasser in etwa 15 Minuten bissfest garen.

3 In der Zwischenzeit die Tomaten waschen, die Zwiebel schälen. Beides würfeln.

4 Linsen und Spargel abgießen. Spargel in kleine Stücke schneiden und mit Tomate und Zwiebel vermengen.

5 Aus 1 EL Essig, Senf, Salz, Pfeffer und Olivenöl eine cremige Vinaigrette rühren, unter den Spargelsalat heben und kurz durchziehen lassen. Mit den Schnittlauchröllchen bestreuen.

6 Wasser mit dem restlichen Essig in einem Topf erhitzen, aber nicht zum Kochen bringen. Das Ei in einer kleinen Schüssel aufschlagen und vorsichtig in das Essigwasser geben.

7 Nach etwa 7 Minuten das pochierte Ei mit einer Schaumkelle aus dem Wasser heben und vorsichtig mit dem Finger testen, ob das Eiweiß fest genug ist. Das pochierte Ei anschließend kurz in eine Schüssel mit kaltem Wasser legen. Herausnehmen und die dünnen Eiweißstücke abschneiden. Zum Schluss auf den Linsensalat geben.

## Kraftpakete zum Mittagessen – mit und ohne Kohlenhydrate

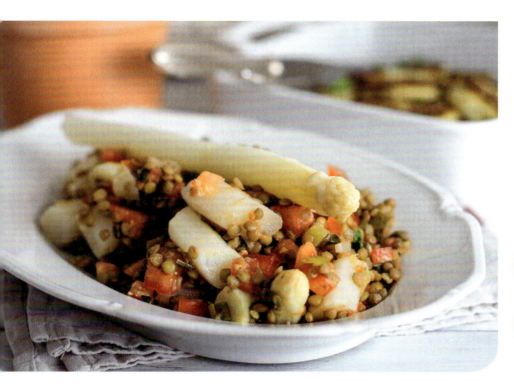

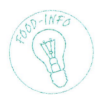

Spargel am besten frisch verarbeiten. Zum Aufbewahren in ein feuchtes Tuch einschlagen, so bleibt er länger knackig. Je länger er gelagert wird, desto mehr Aroma und Feuchtigkeit verliert er. Übrigens: Ein Spritzer Zitronensaft im Spargelwasser sorgt für strahlend weiße Stangen.

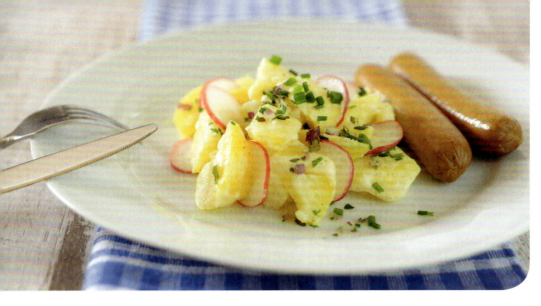

# Kartoffelsalat mit Tofuwiener

## Für 1 Portion

*456 kcal • 30 g EW • 14 g F • 49 g KH*

*250 g Kartoffeln*
*Salz*
*¼ Salatgurke*
*4 Radieschen*
*2 kleine Gewürzgurken*
*1 EL Balsamicoessig*
*1 TL Senf*
*1 EL Schnittlauchröllchen, tiefgefroren*
*frisch gemahlener schwarzer Pfeffer*
*85 g Mini-Tofuwürstchen*

## So geht's

1. Die Kartoffeln waschen und in kochendem Salzwasser in etwa 25 Minuten bissfest garen.
2. In der Zwischenzeit Gurke und Radieschen putzen und waschen. Die Gurke würfeln, die Radieschen in Scheiben schneiden. Gewürzgurke in feine Würfel hacken.
3. Kartoffeln kalt abschrecken und kurz abkühlen lassen, dann pellen und in Scheiben schneiden. Gemüse zu den Kartoffeln geben. Essig, Senf und Schnittlauchröllchen vorsichtig unterrühren. Mit Pfeffer und Salz abschmecken.
4. Die Tofuwürstchen in einer beschichteten Pfanne anbraten und zusammen mit dem Kartoffelsalat auf einen Teller geben.

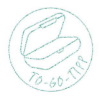
Salat in eine Vorratsdose füllen, die Tofuwürstchen hinzugeben – fertig ist dein Salat to go!

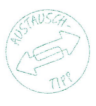
Zum Kartoffelsalat passen auch 2 gekochte Eier oder geräuchertes Makrelen- oder Forellenfilet. Gib für einen mediterranen Kartoffelsalat einfach Tomaten, Oliven, Basilikum, Zucchini oder Paprika zu den Kartoffeln.

Kraftpakete zum Mittagessen – mit und ohne Kohlenhydrate

# Gemüsekuchen mit Süßkartoffeln

## Für 1 Portion

*447 kcal • 15 g EW • 12 g F • 60 g KH*

*200 g Süßkartoffeln*
*Salz*
*½ kleine Zucchini*
*½ rote Paprikaschote*
*1 Handvoll braune Champignons*
*1 Knoblauchzehe*
*1 Schalotte*
*1 TL Raps- oder Kokosöl*
*frisch gemahlener schwarzer Pfeffer*
*2 EL gehackte Tomaten (Dose)*
*2 EL Kräutermischung, tiefgefroren*
*10 g Pinienkerne*

### Außerdem
*1 Auflaufform*

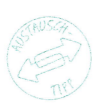

## So geht's

1. Backofen auf 200 °C Ober-/Unterhitze vorheizen. Süßkartoffeln schälen, in Scheiben schneiden und etwa 10 Minuten in Salzwasser kochen.
2. In der Zwischenzeit das Gemüse putzen und Zucchini und Paprika waschen. Alles in Scheiben schneiden. Knoblauch und Schalotte schälen und fein würfeln.
3. Das Öl in einer Pfanne erhitzen und Knoblauch und Schalotte darin anschwitzen.
4. Süßkartoffeln abgießen und zusammen mit dem angebratenen Knoblauch und Zwiebeln pürieren. Mit Pfeffer und Salz würzen. Süßkartoffelmasse flach in einer Auflaufform verteilen und für 5 bis 10 Minuten im Ofen vorbacken. Anschließend die Form aus dem Ofen nehmen und mit den gehackten Tomaten bestreichen. Pfeffern und salzen, mit Zucchini, Paprika und Pilzen belegen. Kräuter und Pinienkerne darüberstreuen.
5. Den Gemüsekuchen im Ofen 10 bis 15 Minuten fertig backen.

Belege den Gemüsekuchen ganz nach Geschmack, z. B. mit Kochschinken und Pilzen oder Mozzarella und Tomaten.

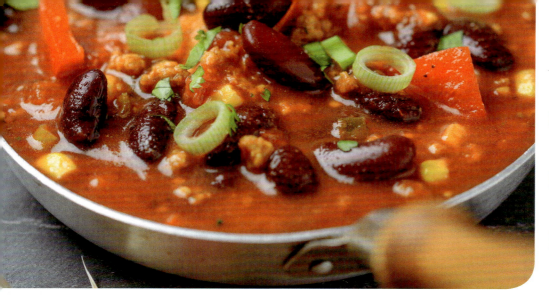

# Veggie-Chili

### Für 1 Portion

*500 kcal • 32 g EW • 12 g F • 53 g KH*

*130 g Kidneybohnen (Dose)*
*1 kleine Karotte*
*½ rote Paprikaschote*
*2 Frühlingszwiebeln*
*100 g Tofu Natur*
*1 TL Olivenöl*
*3 EL Tomatenmark*
*200 ml passierte Tomaten*
*je 1 TL Oregano und Chilipulver*
*1 Msp. gemahlener Kümmel*
*Salz*
*frisch gemahlener schwarzer Pfeffer*

### So geht's

1 Kidneybohnen abspülen und abtropfen lassen. Karotte, Paprika und Frühlingszwiebeln schälen bzw. waschen, putzen und in Würfel oder Ringe schneiden. Tofu mit einer Gabel oder den Händen zerbröseln.

2 Olivenöl in einer Pfanne erhitzen und den Tofu darin etwa 5 Minuten anbraten. Karotte, Paprika und Frühlingszwiebeln hinzugeben und 2 Minuten weiterbraten.

3 Tomatenmark in die Pfanne geben und mit anrösten. Mit etwas Wasser ablöschen. Passierte Tomaten, Kidneybohnen und Gewürze hinzugeben und 10 Minuten weiterkochen. Das Chili in einer Schüssel anrichten.

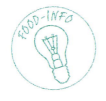

Kidneybohnen sind eiweiß- und ballaststoffreich und eignen sich daher wie alle Hülsenfrüchte perfekt als pflanzliche Eiweißquelle, nicht nur für Vegetarier und Veganer.

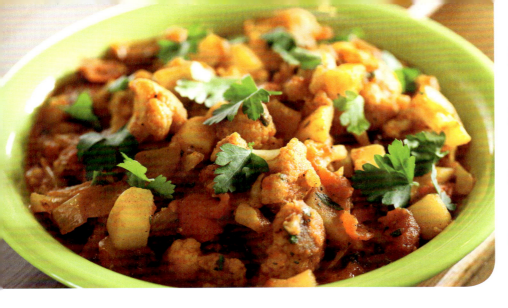

# Blumenkohl-Kartoffel-Curry mit Tofu

### Für 1 Portion

490 kcal • 25 g EW • 20 g F • 40 g KH

2 mittelgroße Kartoffeln
200 g Blumenkohl, tiefgefroren oder frisch
Salz
1 Frühlingszwiebel
100 g Tofu
1 TL Kokosöl
100 ml Gemüsebrühe
50 ml Kokosmilch
1 TL Currypulver
frisch gemahlener schwarzer Pfeffer
gemahlene Kurkuma

### So geht's

1. Kartoffeln schälen. Blumenkohl und Kartoffeln in leicht gesalzenem Wasser in etwa 10 Minuten bissfest garen.
2. Die Frühlingszwiebel waschen, putzen und in Ringe schneiden. Den Tofu würfeln.
3. Etwas Öl in einem Topf erhitzen, Zwiebel und Tofu darin anbraten. Mit Gemüsebrühe und Kokosmilch ablöschen. Kartoffeln und Blumenkohl abgießen und dazugeben. Alles mit Curry, Pfeffer, Salz und Kurkuma abschmecken und 2 bis 3 Minuten köcheln lassen. Nach Bedarf noch mit frischem Koriander oder Petersilie garnieren.

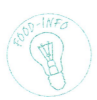

Kurkuma wird auch Gelbwurz oder gelber Ingwer genannt. Es ist ein wichtiger Bestandteil von Curry-Gewürzmischungen. Seine intensive goldgelbe Farbe erhält Kurkuma durch den Farbstoff Kurkumin.

www.sophia-thiel.com

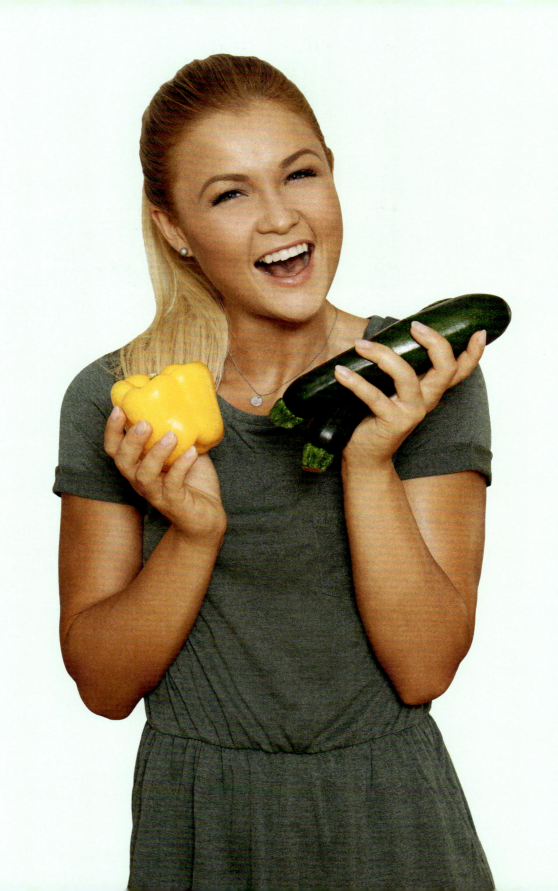

# Abendessen – leicht und lecker genießen

Alle Abendgerichte sind kohlenhydratarm, als Beilage dient hier Gemüse. Warum? Weil Kohlenhydrate den Blutzucker ansteigen lassen und zur Ausschüttung des Hormons Insulin führen, das den Abbau von Fett hemmt. Bei einer kohlenhydratarmen sowie proteinreichen Mahlzeit am Abend wird kein Insulin ausgeschüttet, der Körper kann während der Nacht auf körpereigene Fettreserven zurückgreifen und die Pölsterchen verschwinden lassen.

>>Zu einem guten Abendessen gehört für mich frisches, farbenfrohes Gemüse. Das Auge isst mit.<<

Meine Rezepte

# Hähnchenschnitzel Caprese mit Selleriepüree

## Für 1 Portion

*477 kcal • 60 g EW • 16 g F • 16 g KH*

*200 g Knollensellerie*
*Salz*
*2 EL Kuhmilch oder Soja-Kochcreme*
*frisch geriebene Muskatnuss*
*200 g Hähnchenbrustfilet*
*frisch gemahlener schwarzer Pfeffer*
*5 Kirschtomaten*
*½ Kugel Mozzarella*
*1 Knoblauchzehe*
*1 Schalotte*
*2 TL Olivenöl*
*150 ml passierte Tomaten*
*Kräuter nach Geschmack*
*Basilikum zum Bestreuen*

## So geht's

1 Den Backofen auf 180 °C Ober-/Unterhitze vorheizen.

2 Sellerie schälen und in kleine Stücke schneiden. In leicht gesalzenem kochendem Wasser etwa 15 Minuten kochen. Anschließend mit Milch oder Sojacreme pürieren und mit Muskat abschmecken.

3 In der Zwischenzeit das Hähnchenbrustfilet trocken tupfen und in mehrere Schnitzel schneiden.

4 Das Fleisch in einer beschichteten Pfanne bei mittlerer Hitze von beiden Seiten in 2 bis 3 Minuten goldbraun braten. Mit Salz und Pfeffer würzen. Herausnehmen und in eine flache Auflaufform legen.

5 Tomaten waschen und in Scheiben schneiden. Mozzarella ebenfalls in Scheiben schneiden. Knoblauch und Schalotte schälen und fein würfeln.

6 Etwas Öl in der Pfanne erhitzen, Zwiebel und Knoblauch darin anschwitzen. Passierte Tomaten hinzufügen und mit Kräutern, Pfeffer und Salz abschmecken. In die Auflaufform auf das Fleisch füllen und alles mit Tomatenscheiben und Mozzarella belegen. Etwa 5 Minuten im Ofen erhitzen, bis der Käse geschmolzen ist.

7 Basilikum waschen und grob hacken. Hähnchenschnitzel aus dem Ofen nehmen und mit den frischen Kräutern bestreuen. Das Selleriepüree dazu servieren. Dazu schmeckt noch ein frischer Salat.

# Abendessen – leicht und lecker genießen

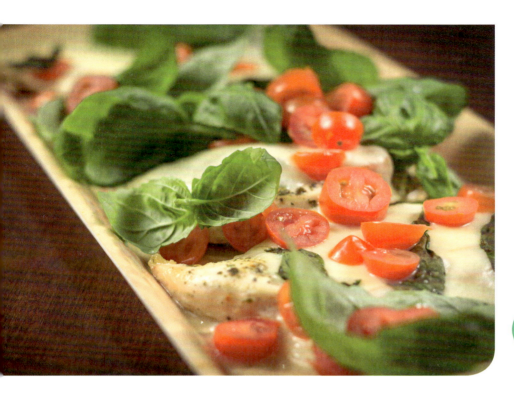

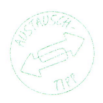
Du kannst das Püree auch aus Petersilienwurzeln, Pastinaken oder Topinambur zubereiten.

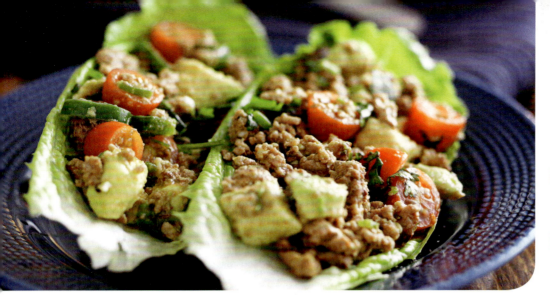

# Sophias Taccos

### Für 1 Portion

*502 kcal • 37 g EW • 22 g F • 33 g KH*

*1 rote Zwiebel*
*1 Knoblauchzehe*
*1 Frühlingszwiebel*
*½ Paprikaschote*
*130 g Putenhackfleisch*
*100 g Kidneybohnen (Dose)*
*100 ml passierte Tomaten*
*Salz*
*frisch gemahlener schwarzer Pfeffer*
*Paprikapulver, edelsüß*
*2 große Salatblätter,*
*   z. B. Romana- oder Kopfsalat*
*60 g Avocado*

### So geht's

1 Zwiebel und Knoblauch schälen und würfeln. Frühlingszwiebel und Paprika putzen, waschen und klein schneiden. Eine beschichtete Pfanne erhitzen. Das Hackfleisch darin anbraten. Zwiebel, Knoblauch, Lauchzwiebel und Paprika hinzufügen und mit anbraten.

2 Die Kidneybohnen abtropfen lassen, dazugeben und mit den passierten Tomaten ablöschen. Bei kleiner Hitze schmoren, mit Salz, Pfeffer und Paprika würzen.

3 Salatblätter waschen und trocken schütteln. Das Avocadofleisch aus der Schale lösen und in Streifen schneiden.

4 Je 1 bis 2 EL von der Hack-Gemüse-Füllung auf das Salatblatt geben, mit Avocadostreifen belegen und mit der restlichen Fleischsoße verzehren.

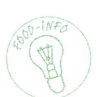

Gib ein wenig Zitrone über die Avocadoscheiben, dann werden sie nicht braun.

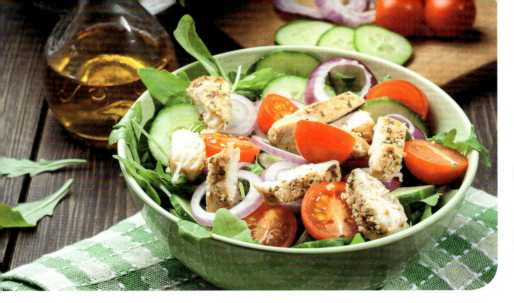

# Feldsalat mit Knusperhähnchenfilet

### Für 1 Portion

*400 kcal • 35 g EW • 20 g F • 12 g KH*

*100 g Kirschtomaten*
*¼ Gurke*
*2 Handvoll Feldsalat*
*½ rote Zwiebel*
*15 g gehackte Mandeln*
*1 TL gehackte Petersilie*
*120 g Hähnchenbrustfilet*
*2 TL Olivenöl*
*frisch gemahlener schwarzer Pfeffer*
*Salz*
*1 EL Weißweinessig*
*½ TL mittelscharfer Senf*

### So geht's

1. Tomaten und Gurke waschen, putzen und klein schneiden. Salat verlesen, waschen und trocken schleudern. Zwiebel schälen und würfeln.
2. Mandeln in einer Pfanne ohne Fett leicht anrösten, bis sie duften. Mandeln und Petersilie in einer Schüssel mischen.
3. Fleisch trocken tupfen und in Streifen schneiden. Hähnchenstreifen in der Mandel-Kräuter-Mischung wälzen und in einer Pfanne in etwas Öl anbraten. Mit Pfeffer und Salz würzen.
4. Restliches Öl, Essig, Senf, Salz und verrühren, mit dem Salat vermengen. Knusperhähnchen auf dem Salat verteilen.

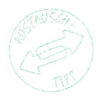

Gehackte Nüsse oder Kerne peppen jeden Salat auf. Gut schmecken auch Kürbis- oder Cashewkerne im Salat.

Meine Rezepte

# Gemüse-Putenpfanne mit Cashewkernen

## Für 1 Portion
*463 kcal • 56 g EW • 16 g F • 17 g KH*

*½ rote Paprikaschote*
*150 g Zucchini*
*1 Frühlingszwiebel*
*100 g braune Champignons*
*180 g Putenbrust*
*2 TL Olivenöl*
*frisch gemahlener schwarzer Pfeffer*
*Salz*
*Paprikapulver (edelsüß und scharf)*
*Kräuter der Provence*
*20 g Cashewkerne*

## So geht's

1. Gemüse waschen und putzen. Paprika in Würfel, Zucchini in Scheiben und Frühlingszwiebel in Ringe schneiden. Champignons putzen und in Scheiben schneiden.
2. Das Fleisch trocken tupfen. 1 TL Öl in einer Pfanne erhitzen und das Fleisch von beiden Seiten in 2 bis 3 Minuten goldbraun anbraten. Mit Pfeffer, Salz und Paprikapulver würzen und herausnehmen.
3. Restliches Öl in die Pfanne geben und das Gemüse etwa 2 Minuten anschwitzen. Mit Pfeffer, Salz, Paprika und Kräutern abschmecken und mit Cashewkernen bestreuen.

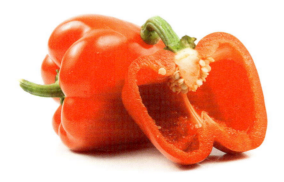

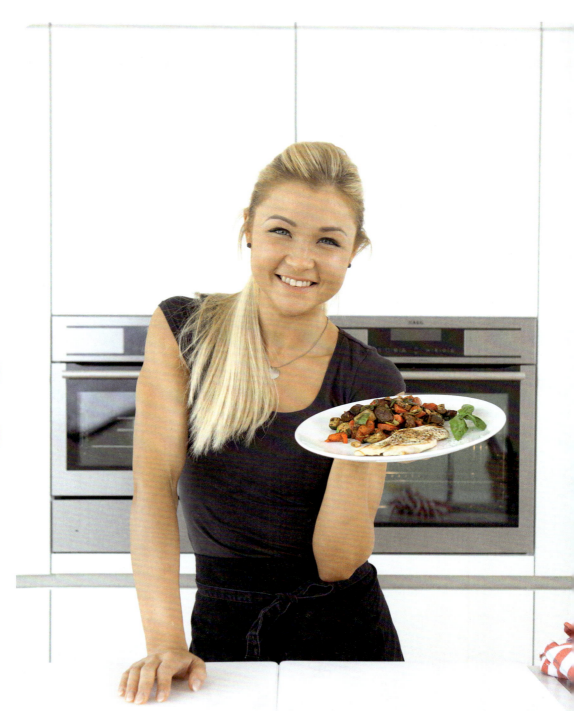

# Meine Rezepte

## Putenbrust mit Erbsendip auf Feldsalat

### Für 1 Portion

*471 kcal • 51 g EW • 18 g F • 25 g KH*

*1 Handvoll Feldsalat*
*160 g Putenbrustfilet*
*1 TL Kokosöl*
*Salz*
*frisch gemahlener schwarzer Pfeffer*

#### Für den Erbsendip

*½ Biolimette*
*150 g Erbsen, tiefgefroren*
*2 EL Tahin (Sesammus)*
*1 Knoblauchzehe*
*½ Bund Koriandergrün*
*frisch gemahlener schwarzer Pfeffer*
*Salz*

### So geht's

1 Feldsalat gründlich waschen und in einem Sieb abtropfen lassen.
2 Den Erbsen-Dip zubereiten: Von der Limette die Schale abreiben und den Saft auspressen. Alle Zutaten im Standmixer oder mit einem Pürierstab zu einem homogenen Dip pürieren.
3 Das Putenbrustfilet trocken tupfen. Kokosöl in der Pfanne erhitzen und die Putenbrust darin rundum goldbraun braten. Anschließend mit Pfeffer und Salz würzen.
4 Feldsalat verlesen, waschen und trocken schleudern. Auf einem Teller verteilen, das Fleisch daraufsetzen und den Dip dazu reichen.

Tahin ist eine Paste bzw. ein Mus aus gemahlenen Sesamsamen. Sie ist sehr kalziumhaltig sowie reich an Vitamin B. Tahin aus ungeschältem Sesam ist dunkler und schmeckt etwas bitter, enthält aber mehr Vitamine und Mineralstoffe.

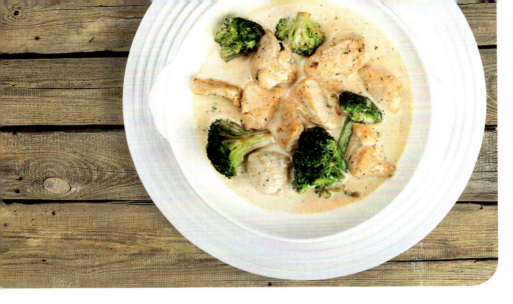

# Hähnchen in Erdnusssoße

### Für 1 Portion

*513 kcal • 48 g EW • 29 g F • 11 g KH*

*Salz*
*200 g Brokkoli*
*1 Schalotte*
*160 g Hähnchenbrustfilet*
*1 TL Kokosöl*
*80 ml Kokosmilch*
*1 TL Erdnussmus*
*Saft von ½ Limette*
*frisch gemahlener schwarzer Pfeffer*
*Chilipulver*

### So geht's

1. In einem Topf leicht gesalzenes Wasser erhitzen, Brokkoli waschen, in Röschen teilen und in etwa 5 Minuten bissfest garen.
2. Gleichzeitig die Schalotte schälen und in feine Würfel schneiden. Das Hähnchenfleisch in gleich große Stücke schneiden. Öl in einer Pfanne erhitzen und das Fleisch darin goldbraun anbraten. Schalottenwürfel hinzufügen und mitgaren. Mit Kokosmilch und etwa 100 ml Wasser ablöschen.
3. Erdnussmus und Limettensaft unterrühren und das Ganze mit Salz, Pfeffer und Chilipulver abschmecken. Zugedeckt etwa 8 Minuten köcheln lassen.
4. Den Brokkoli abgießen und mit dem Hähnchenfleisch in Erdnusssoße auf einen Teller geben.

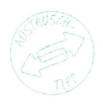

Statt Brokkoli schmecken auch Erbsen, Stangensellerie, Zuckerschoten oder grüne Paprika als Gemüsebeilage zum Erdnusshähnchen.

www.sophia-thiel.com | 105

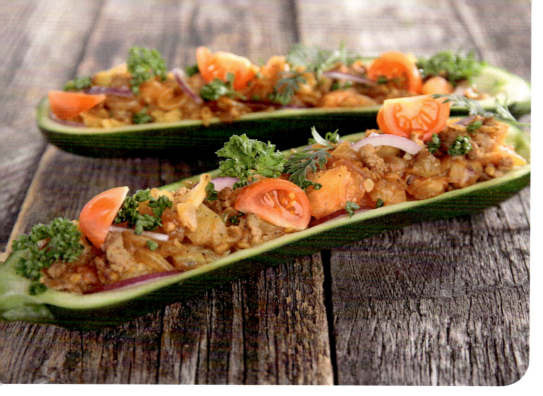

# Gefüllte Zucchini mit Sojahack

## Für 1 Portion

*450 kcal • 21 g EW • 24 g F • 25 g KH*

125 g Sojaschnetzel
1 Zucchini
100 g Tomaten
½ gelbe Paprikaschote
1 kleine rote Zwiebel
1 TL Olivenöl
frisch gemahlener schwarzer Pfeffer
Salz
gehackte Kräuter

## So geht's

1. Sojaschnetzel nach Packungsanweisung in Wasser einweichen.
2. Zucchini waschen, längs halbieren und mit einem Löffel ausschaben. Das Fruchtfleisch klein schneiden und beiseitestellen.
3. Tomaten und Paprika waschen und putzen. Die Zwiebel schälen und alles in Würfel schneiden.
4. Öl in einer Pfanne erhitzen und das Sojaschnetzel darin anbraten. Das Sojahack mit Pfeffer, Salz und Kräutern würzen. Das Gemüse inklusive Zucchinifruchtfleisch hinzufügen und mitbraten. Das Ganze abschmecken und die Gemüsemischung auf die Zucchinihälften verteilen.

### Abendessen – leicht und lecker genießen

# Gemüseomelett mit Hähnchenstreifen

## Für 1 Portion

*500 kcal • 51 g EW • 27 g F • 13 g KH*

*100 g Hähnchenbrustfilet*
*2 TL Raps-, Oliven- oder Kokosöl*
*frisch gemahlener schwarzer Pfeffer*
*Salz*
*Paprikapulver, edelsüß*
*100 g Zucchini*
*½ Paprikaschote*
*150 g Champignons*
*1 TL Kräuter der Provence*
   *(frisch oder getrocknet)*
*3 Eier*

## So geht's

1. Fleisch in Streifen schneiden und in 1 TL Kokosöl anbraten. Anschließend mit Pfeffer, Salz und Paprikapulver würzen.
2. Gemüse putzen, waschen und in kleine Stücke schneiden. Pilze putzen und klein schneiden. Alles in einer Pfanne in 1 TL Kokosöl 2 Minuten anschwitzen. Mit Kräutern, Pfeffer und Salz abschmecken.
3. Eier und 3 EL Wasser mit einer Gabel verquirlen und würzen.
4. Die Pfanne mit Küchenpapier auswischen und etwas Kokosöl hineingeben. Die Eiermasse hineingießen und mit Fleisch und Gemüse belegen. Pfanne mit einem Deckel abdecken und das Omelett bei kleiner Hitze in 12 bis 15 Minuten stocken lassen.

Variiere das Omelett ganz nach deinem Geschmack. Probiere etwa eine vegetarische Variante mit Fetakäse, Kirschtomaten und Zucchini.

Meine Rezepte

# Hüftsteak mit grünen Bohnen

## Für 1 Portion

*463 kcal • 44 g EW • 28 g F • 10 g KH*

*200 g grüne Bohnen,
    frisch oder tiefgekühlt*
*Salz*
*2 kleine Zwiebeln*
*2 TL Oliven- oder Kokosöl*
*Salz*
*frisch gemahlener schwarzer Pfeffer*
*Kümmel oder Bohnenkraut*
*200 g Rinderhüftsteak*
*frische Petersilie nach Belieben*

## So geht's

1 Die Bohnen waschen, von den Enden befreien und halbieren. In leicht gesalzenem Wasser 10 Minuten kochen.
2 In der Zwischenzeit die Zwiebeln schälen und in grobe Stücke schneiden. Bohnen abgießen und kalt abschrecken.
3 Etwas Kokosöl in einer Pfanne erhitzen. Zwiebeln und Bohnen scharf anbraten, dann die Bohnen mindestens 15 bis 20 Minuten bei mittlerer Hitze schmoren lassen. Mit Pfeffer, Salz und Kümmel oder Bohnenkraut abschmecken. Die Bohnen sollten gut durch sein.
4 Das Steak in einer beschichteten Pfanne ohne Fett von beiden Seiten braten, bis es den gewünschten Garzustand erreicht hat. Mit Petersilie garnieren und mit den Bohnen anrichten.

Grüne Bohnen liefern viele wertvolle Inhaltsstoffe. Die eiweißreichen Hülsenfrüchte sind reich an Kalium, Kalzium, Magnesium, Eisen und Zink.

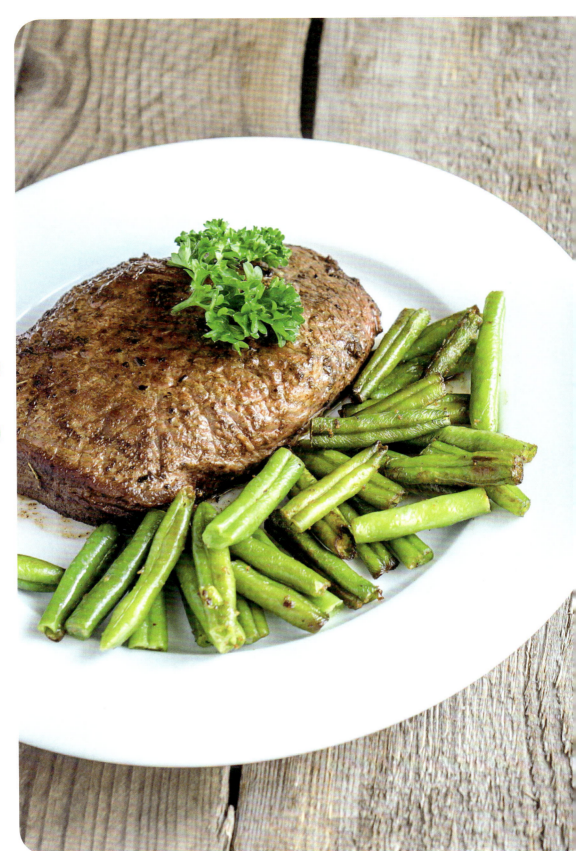

Meine Rezepte

# Die besten Eiweißquellen

Eiweiß kurbelt die Fettverbrennung an und versorgt die Muskeln mit wichtigen Nährstoffen. Zudem macht es schnell satt – ideal also am Abend. Doch nicht nur die Eiweißmenge, auch die Qualität der Proteine muss stimmen, damit dein Körper sie gut verwenden kann. Und diese ist bei meinen top Eiweißquellen optimal.

Übrigens: Proteine machen 10 Prozent unseres Gehirns aus. Sie helfen also ganz nebenbei beim Denken.

Als Sportler achte ich besonders auf die Zusammensetzung meiner Mahlzeiten. Unser Körper benötigt 22 verschiedene Aminosäuren, um richtig zu funktionieren. Das Ei ist der Star unter den eiweißreichen Lebensmitteln. Doch nicht alle Aminosäuren sind in jeder natürlichen Proteinquelle enthalten.

## Also heißt es: Mix it!

| 20–30 g Eiweiß auf 100 g | 10–20 g Eiweiß auf 100 g | 5–10 g Eiweiß auf 100 g |
|---|---|---|
| Harzer Käse (Handkäse) | Lachs | Tofu |
| Erdnüsse | Kidneybohnen | Hirse |
| Leinsamen | Amaranth | Vollkornbrot |
| Thunfisch | Hühnerei | getrocknete Aprikosen |
| Truthahn | körniger Frischkäse | Rosenkohl |

## Die biologische Wertigkeit ist wichtig

Die biologische Wertigkeit eines Nahrungsproteins gibt an, wie gut dieses in körpereigenes Eiweiß umgewandelt werden kann. Als Referenzwert dient das Ei mit einer biologischen Wertigkeit von 100.

Und: Durch geschicktes Kombinieren von mehreren Lebensmitteln, etwa Ei

und Kartoffeln, kannst du die Wertigkeit erhöhen. Bei den folgenden Lebensmitteln siehst du, wie hoch deren biologische Wertigkeit im Vergleich zum Ei ist:

Vollei    100

### Fisch

Thunfisch          83
Hering               78
Forelle, Lachs    75

## Die besten Eiweißquellen

**Fleisch und Geflügel**

| | |
|---|---|
| Rindfleisch | 83 |
| Schwein | 76 |
| Lamm | 73 |
| Geflügel | 70 |

**Getreide und Getreideprodukte**

| | |
|---|---|
| Roggen | 83 |
| Roggenmehl | 76 |
| Reis | 83 |
| Mais | 76 |
| Hafer | 60 |

**Hülsenfrüchte und Gemüse**

| | |
|---|---|
| Kartoffeln | 86 |
| Soja | 84 |
| Quinoa | 83 |
| Bohnen | 73 |
| Erbsen | 43 |
| Linsen | 33 |

Ob ein Lebensmittel qualitativ hochwertig ist, hängt jedoch auch wesentlich von dessen Gehalt an Fetten, Kohlenhydraten, Vitaminen, Mineral- und Ballaststoffen sowie sekundären Pflanzenstoffen ab.

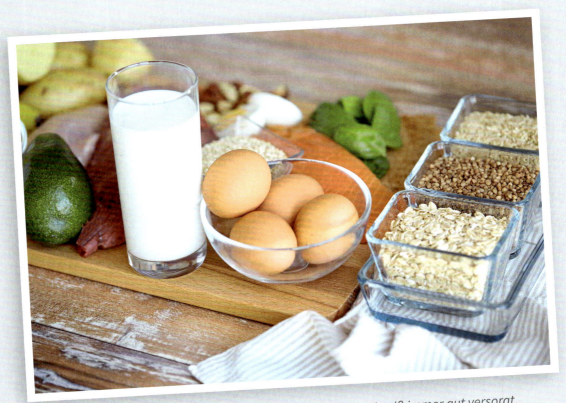

*Mit der richtigen Kombination von Lebensmitteln bist du mit Eiweiß immer gut versorgt.*

Meine Rezepte

# Thaicurry mit Hühnerfleisch

## Für 1 Portion

*400 kcal • 43 g EW • 13 g F • 16 g KH*

*150 g Hähnchenbrustfilet*
*½ rote Paprika*
*½ Stangensellerie*
*½ Brokkoli*
*1 Frühlingszwiebel*
*1 Knoblauchzehe*
*2 TL Kokosöl*
*frisch gemahlener schwarzer Pfeffer*
*Salz*
*100 ml Kokosmilch, fettreduziert*
*1 TL rote Currypaste*
*Koriander, gehackt*

## So geht's

1 Hähnchenbrustfilet mit Wasser abspülen und mit Küchenpapier abtupfen. Fleisch in Streifen oder Würfel schneiden.

2 Gemüse putzen, Paprika und Stangensellerie in Streifen schneiden, Brokkoli in Röschen teilen und die Frühlingszwiebel in Scheiben schneiden. Knoblauch schälen und in feine Würfel schneiden.

3 1 TL Kokosöl in einer Pfanne erhitzen und das Fleisch darin anbraten. Mit Pfeffer und Salz würzen, aus der Pfanne nehmen und beiseitestellen.

4 Restliches Kokosöl in der Pfanne erhitzen und zunächst Paprika, Stangensellerie und Brokkoli für 3 bis 4 Minuten anschwitzen. Frühlingszwiebel und Knoblauch hinzufügen und mit Kokosmilch ablöschen. Currypaste einrühren, gebratenes Hähnchenfleisch in die Pfanne geben und vermengen.

5 Alles noch einmal kurz aufkochen lassen und mit gehacktem Koriander bestreuen.

## Abendessen – leicht und lecker genießen

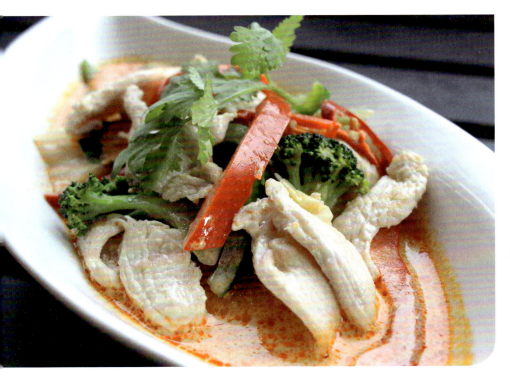

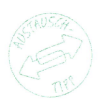

Streue noch gehacktes Thai-Basilikum über dein Gericht. Für mehr Schärfe gib geriebenen Ingwer oder Chili hinzu.

Meine Rezepte

# Wokgemüse mit Kalbsstreifen

## Für 1 Portion

*455 kcal • 42 g EW • 22 g F • 19 g KH*

*150 g Kalbfleisch*
*2 TL Sesamöl, alternativ Rapsöl*
*frisch gemahlener schwarzer Pfeffer*
*Salz*
*1 Knoblauchzehe*
*1 haselnussgroßes Stück Ingwer*
*250 g Wok-Gemüse, tiefgekühlt*
*20 g Cashewkerne*

## So geht's

1 Das Kalbsfilet in Streifen schneiden. 1 TL Öl in einem Wok, alternativ einer beschichteten Pfanne, erhitzen. Das Fleisch darin scharf anbraten. Mit Pfeffer und Salz würzen. Fleisch aus der Pfanne nehmen und beiseitestellen.

2 Knoblauch und Ingwer schälen und hacken. 1 TL Öl in die Pfanne geben und das Wok-Gemüse mit Knoblauch und Ingwer darin scharf anbraten. Mit Salz und Pfeffer abschmecken. Gemüse mit einem Schuss Wasser ablöschen und 2 bis 3 Minuten garen.

3 Gebratenes Fleisch zum Gemüse geben, alles gut vermengen, mit Cashewkernen bestreuen und heiß servieren.

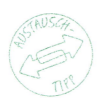

Ersetze das Kalbfleisch durch Puten-, Hähnchen oder Rindfleisch.

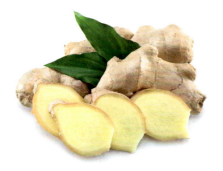

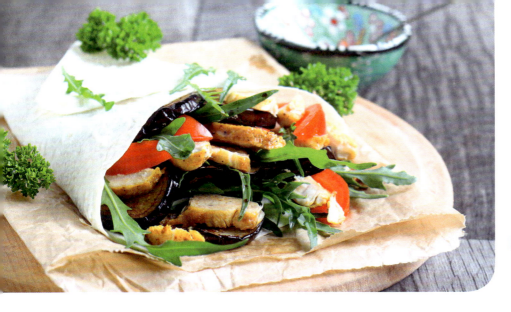

# Puten-Auberginen-Wraps

### Für 1 Portion (2 Wraps)
460 kcal • 58 g EW • 17 g F • 14 g KH

*Für die Wraps*

1 Ei
2 Eiweiß
1 ½ EL Eiweißpulver, neutraler Geschmack
2 TL Rapsöl
1 Prise Salz

*Für die Füllung*

½ kleine Aubergine
frisch gemahlener schwarzer Pfeffer
Salz
2 Strauchtomaten
1 Handvoll Rucola
100 g gebratene Putenstreifen (Kühlregal)
gehackte Petersilie
2 EL Naturjoghurt, fettarm

### So geht's

1. Den Backofen auf 200 °C Ober-/Unterhitze vorheizen.
2. Für die Füllung die Aubergine waschen und in Scheiben schneiden. Auf einem mit Backpapier belegten Blech verteilen, mit Pfeffer und Salz würzen und im Ofen etwa 20 Minuten backen.
3. Für die Wraps Eier, Eiweiße, Eiweißpulver und Salz mit einem Schneebesen verquirlen. Etwas Öl in einer beschichteten Pfanne erhitzen und die Hälfte des Teigs darin verteilen. Die Wraps 2 bis 3 Minuten pro Seite backen.
4. Tomaten waschen und würfeln. Rucola verlesen, waschen und abtropfen lassen.
5. Die Wraps mit Rucola, Gemüse und Putenstreifen belegen. Mit grob gemahlenem Pfeffer würzen, mit Petersilie bestreuen und Joghurt daraufgeben. Wraps zusammenrollen und genießen.

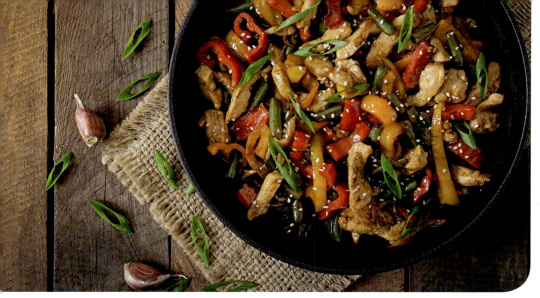

# Asia-Putenpfanne

## Für 1 Portion

*434 kcal • 48 g EW • 18 g F • 15 g KH*

*180 g Putenbrustfilet*
*2 TL Kokosöl*
*frisch gemahlener schwarzer Pfeffer*
*Salz*
*Paprikapulver, edelsüß und scharf*
*1 ½ Paprikaschoten, rot und gelb*
*1 Frühlingszwiebel*
*1 Knoblauchzehe*
*1 EL weiße Sesamsamen*

## So geht's

1 Putenfleisch trocken tupfen und in Streifen schneiden. Etwas Öl in einer Pfanne erhitzen und das Fleisch darin goldbraun braten. Mit Pfeffer, Salz und Paprikapulver würzen. Aus der Pfanne nehmen und warm halten.

2 Paprikaschoten putzen, waschen und in Streifen schneiden. Frühlingszwiebel putzen, waschen und schräg in Scheiben schneiden, Knoblauch schälen und fein würfeln.

3 Restliches Öl in der Pfanne erhitzen. Paprika, Knoblauch und Zwiebel braten und würzen. Das Fleisch wieder in die Pfanne geben, kurz erwärmen und mit Sesam bestreuen.

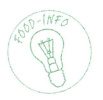

Sesamsamen bestehen zu 20 Prozent aus Eiweiß. Sie stecken voll wertvoller Mineralstoffe wie Eisen, Kalzium, Magnesium sowie Vitamin E und B-Vitaminen und enthalten cholesterinsenkende Phytosterine.

Abendessen – leicht und lecker genießen

# Buntes Ofengemüse mit Feta

### Für 1 Portion
*506 kcal • 49 g EW • 27 g F • 13 g KH*

*150 g Feta (9 % Fett)*
*200 g Zucchini*
*80 g Karotten*
*150 g Champignons*
*1 kleine Zwiebel*
*1 EL Olivenöl*
*frisch gemahlener schwarzer Pfeffer*
*Salz*
*1 EL gemischte Kräuter, tiefgekühlt*

### So geht's

1 Den Backofen auf 180 °C Ober-/Unterhitze vorheizen.
2 Feta würfeln und in eine Auflaufform geben. Zucchini waschen und putzen, Karotten schälen, beides klein schneiden. Champignons putzen und in Scheiben schneiden. Zwiebel schälen und würfeln. Alles zu dem Käse in die Auflaufform geben.
3 Das Gemüse mit Öl beträufeln und mit Pfeffer, Salz und Kräutern würzen. Im Ofen etwa 15 Minuten überbacken.

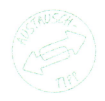

Du kannst auch Fenchel, Lauch oder Paprika für das Ofengemüse verwenden.

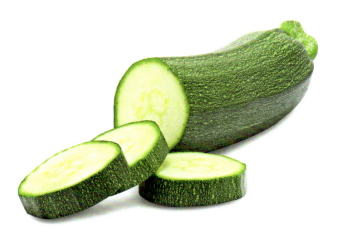

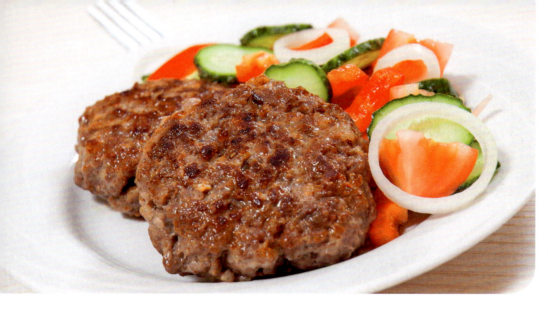

# Kräuterfrikadellen mit Tomaten-Gurken-Salat

## Für 1 Portion

*400 kcal • 42 g EW • 21 g F • 9 g KH*

1 Frühlingszwiebel
200 g Rinderhackfleisch, fettarm
1 EL Tomatenmark
2 TL tiefgefrorene gemischte Kräuter
frisch gemahlener schwarzer Pfeffer
Salz
1 TL Rapsöl
1 TL weißer Balsamicoessig
1 Tomate
¼ rote Paprika
¼ Gurke

## So geht's

1 Frühlingszwiebel waschen, putzen und in feine Ringe schneiden. Hackfleisch mit Tomatenmark, 1 TL Kräuter, Pfeffer, Salz und Frühlingszwiebel gut verkneten. Aus der Masse kleine Hackbällchen formen.

2 Öl in einer Pfanne erhitzen. Die Hackbällchen etwas flach drücken und in die heiße Pfanne geben, von einer Seite zunächst scharf anbraten, bis sie leicht gebräunt sind, dann wenden und die Hitze reduzieren. Einen Pfannendeckel daraufsetzen und die Bällchen bei mittlerer Hitze fertig garen. Ab und zu wenden.

3 In der Zwischenzeit Tomate, Paprika und Gurke waschen und klein schneiden. Mit 1 TL Kräuter, Pfeffer, Salz und Essig würzen. Salat und Frikadellen anrichten.

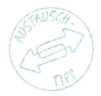

Würze die Hackbällchen noch mit Chili oder Knoblauch. Wähle den Salat oder die Gemüsebeilage nach deinem Geschmack aus. Hast du mehr Appetit, kannst du noch Radieschen, bunte Coktailtomaten oder Zwiebeln dazu essen.

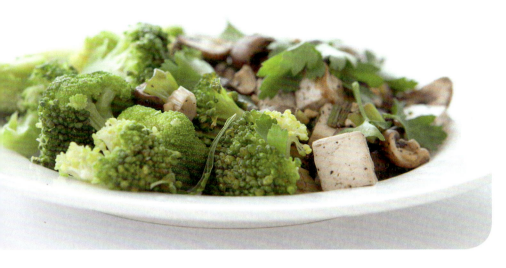

# Tofu-Pilz-Pfanne

### Für 1 Portion
*460 kcal • 41 g EW • 25 g F • 12 g KH*

150 g Brokkoli
Salz
200 g braune Champignons
1 Frühlingszwiebel
150 g Tofu Natur
1 TL Rapsöl
frisch gemahlener schwarzer Pfeffer
20 g gehackte Mandeln

### So geht's

1. Brokkoli waschen, putzen und in Röschen teilen. In einem breiten Topf leicht gesalzenes Wasser zum Kochen bringen und den Brokkoli darin in 5 bis 10 Minuten bissfest garen.
2. In der Zwischenzeit die Champignons putzen und vierteln. Frühlingszwiebel waschen, putzen und in Ringe schneiden. Tofu würfeln.
3. Öl in einer Pfanne erhitzen. Champignons und Frühlingszwiebel darin kurz anschwitzen, anschließend den Tofu hinzufügen und alles anbraten. Brokkoli abgießen und mit dem Tofu-Gemüse vermengen. Das Ganze abschmecken und mit gehackten Mandeln bestreuen.

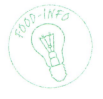

Brokkoli ist reich an Eiweiß und Vitamin C – in 100 g Brokkoli stecken etwa 115 mg des Vitamins. Glucosinolate (Schwefelstoffe) und Beta-Karotine machen freie Radikale unschädlich und aktivieren damit die Körperzellen sowie das Immunsystem.

**Meine Rezepte**

# Blumenkohlpüree mit Bohnen und Mandelparmesan

### Für 1 Portion

*320 kcal • 14 g EW • 21 g F • 11 g KH*

*150 g tiefgekühlte grüne Bohnen*
*Salz*
*300 g Blumenkohl*
*frisch geriebene Muskatnuss*
*frisch gemahlener schwarzer Pfeffer*
*20 g gemahlene Mandeln*
*1 Msp. Ingwerpulver*

### So geht's

1. Die Bohnen in Salzwasser 15 bis 20 Minuten garen, bis sie bissfest sind, dann abgießen.
2. Gleichzeitig den Blumenkohl waschen, in Röschen teilen und in leicht gesalzenem Wasser etwa 10 Minuten garen.
3. Blumenkohl abgießen und mit einem Stampfer grob zerdrücken. Mit Muskatnuss und Pfeffer abschmecken. Die Bohnen unter den Blumenkohlstampf heben.
4. In einer Pfanne die Mandeln ohne Fett bei kleiner Hitze rösten, bis sie leicht braun werden. Mit etwas Salz und Ingwerpulver verrühren.
5. Das Blumenkohl-Bohnen-Püree anrichten und den Mandelparmesan darübergeben.

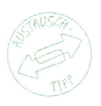

Das Püree schmeckt auch mit einer Mischung aus Blumenkohl und Brokkoli. Wer es herzhafter mag, gibt gebratene Zwiebeln in das Püree.

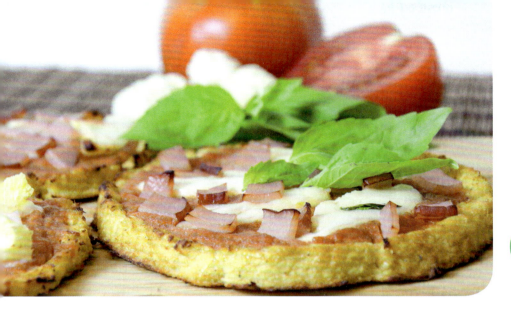

# Blumenkohlpizza

### Für 1 Portion
*450 kcal • 44 g EW • 16 g F • 17 g KH*

#### Für den Pizzaboden
*Salz*
*250 g Blumenkohl*
*1 Ei*
*150 g körniger Frischkäse, fettreduziert*
*1–2 EL gemahlene Mandeln*

#### Für den Belag
*frische Basilikumblätter*
*5–7 Kirschtomaten*
*50 g Kochschinken*
*50 ml passierte Tomaten mit Kräutern, Dose*

### So geht's
1 Den Backofen auf 200 °C Ober-/Unterhitze vorheizen.
2 Den Blumenkohl waschen und in Röschen teilen. In einem Topf leicht gesalzenes Wasser zum Kochen bringen und den Blumenkohl darin etwa 15 Minuten kochen. Den Blumenkohl abgießen und mit einer Gabel zerkleinern. Ei, Frischkäse und 1 EL Mandeln (gegebenenfalls mehr) unterrühren und mit etwas Salz abschmecken.
3 Den Blumenkohlteig auf einem mit Backpapier ausgelegten Blech gleichmäßig verteilen und im Ofen 15 bis 20 Minuten backen.
4 In der Zwischenzeit die Basilikumblätter abzupfen und waschen. Tomaten waschen und halbieren. Kochschinken in grobe Stücke schneiden.
5 Passierte Tomaten auf dem Pizzaboden verteilen und mit Kochschinken, Tomaten und Basilikum belegen.

**Abendessen**

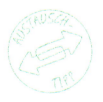

Belege die Pizza nach Geschmack mit Gemüse deiner Wahl, z. B. Champignons und Zucchini. Anstatt Kochschinken kannst du auch Putensalami oder anderen mageren Schinken verwenden. Die Basilikumblätter kannst du auch durch frischen Rucola ersetzen.

www.sophia-thiel.com | 121

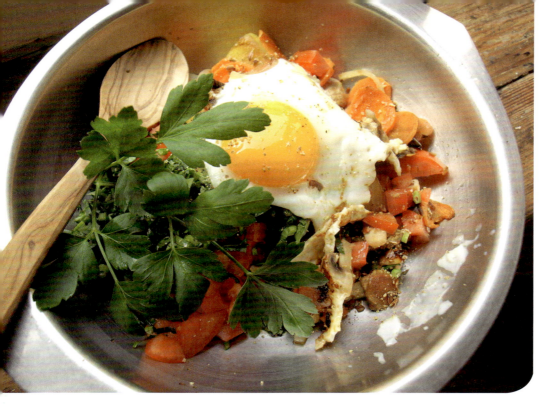

# Gemüsepfanne mit Spiegelei

## Für 1 Portion

413 kcal • 31 g EW • 24 g F • 17 g KH

50 g Schinkenwürfel, fettreduziert
1 TL Kokosöl
250 g Gemüsemischung,
    frisch oder tiefgekühlt
2 Eier
Salz
frisch gemahlener schwarzer Pfeffer
Paprikapulver, edelsüß

## So geht's

1. Schinken in die heiße Pfanne geben und anbraten. Das Kokosöl hinzufügen und das Gemüse darin braten, bis es gar ist.
2. Die Eier über das Schinkengemüse schlagen und als Spiegeleier braten. Mit Pfeffer, Salz und Paprika abschmecken.

Variiere das Gemüse je nach Saison und Geschmack.

## Abendessen – leicht und lecker genießen

# Veggie-Gulasch

### Für 1 Portion

*400 kcal • 35 g EW • 13 g F • 26 g KH*

*1 rote Paprikaschote*
*1 Karotte*
*½ kleine Zucchini*
*1 Zwiebel*
*1 Knoblauchzehe*
*2 TL Rapsöl*
*¼ TL Paprikapulver, edelsüß und scharf*
*frisch gemahlener schwarzer Pfeffer*
*100 ml vegane Gemüsebrühe*
*140 g Tofu*
*2 EL gemischte Kräuter, tiefgefroren*

### So geht's

1 Gemüse waschen, putzen und fein würfeln. Zwiebel und Knoblauch schälen und würfeln.

2 Etwas Öl in einem Topf erhitzen. Zwiebel und Knoblauch darin anschwitzen. Paprika, Karotte und Zucchini hinzufügen und mitbraten. Mit Paprikapulver und Pfeffer würzen. Mit Gemüsebrühe ablöschen und zugedeckt 8 bis 10 Minuten garen.

3 Tofu in 2 cm große Stücke schneiden und zum Gulasch geben. Alles noch einmal abschmecken und die Kräuter unterrühren.

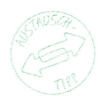

Das Veggie-Gulasch ist eine tolle Alternative zu herkömmlichem Gulasch und kommt diesem geschmacklich sehr nahe.

## Meine Rezepte

# *Gemüsepuffer mit Kressequark*

### Für 1 Portion

*433 kcal • 28 g EW • 22 g F • 26 g KH*

*250 g Zucchini*
*2 Karotten*
*Salz*
*1 Ei*
*150 g Magerquark*
*1 EL Leinöl*
*frisch gemahlener schwarzer Pfeffer*
*1 EL gehackte Kräuter nach Geschmack*
*¼ Beet Kresse*

### So geht's

1 Den Backofen auf 180 °C Ober-/Unterhitze vorheizen.
2 Zucchini und Karotten waschen, putzen bzw. schälen, raspeln salzen. Etwa 10 Minuten ziehen lassen. Anschließend in einem Sieb ausdrücken. Das Ei verquirlen und mit den Gemüseraspeln verkneten. Aus der Masse kleine Gemüsepuffer kneten.
3 Die Puffer auf einem mit Backpapier belegten Backblech verteilen und im Ofen 15 bis 20 Minuten backen.
4 In der Zwischenzeit den Quark mit Leinöl cremig rühren, pfeffern, salzen und Kräuter sowie die Kresse unterheben.

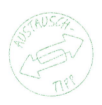

Alternativ kannst du den Quark auch mit gemischten Gartenkräutern wie Schnittlauch und Petersilie zubereiten.

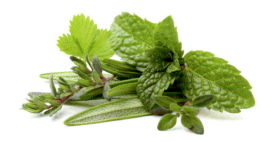

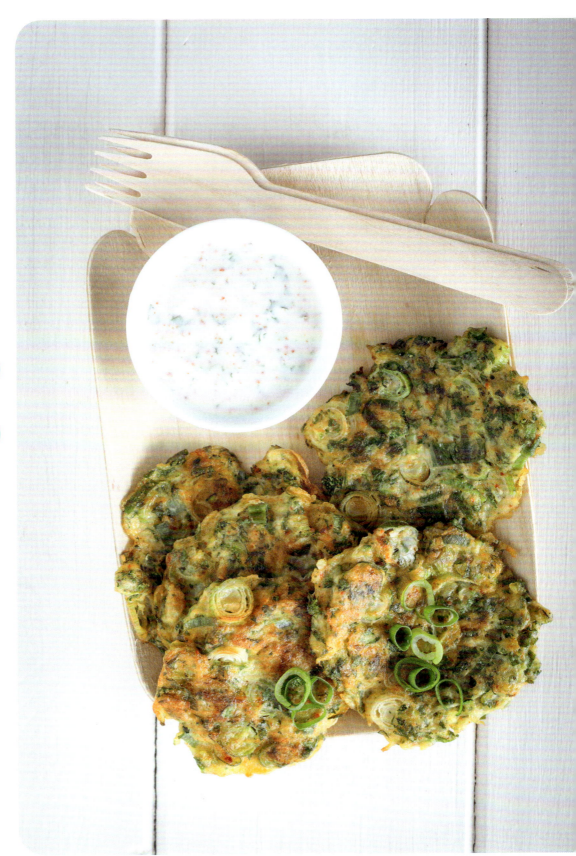

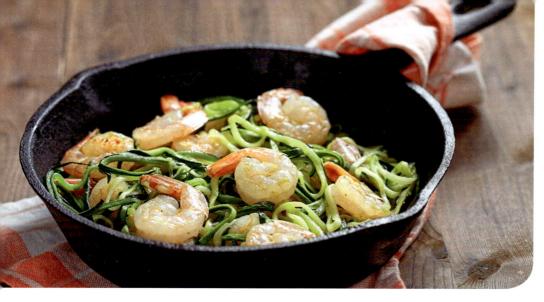

# Zucchininudeln mit Pesto und Garnelen

### Für 1 Portion

*430 kcal • 36 g EW • 21 g F • 18 g KH*

*200 g Garnelen, geschält und gegart (tiefgekühlt oder frisch)*
*300 g Zucchini*
*½ gelbe Paprikaschote*
*100 g kleine Rispentomaten*

*Für das Pesto*
*1 Knoblauchzehe*
*½ Bund (15 g) Basilikum*
*1 EL Olivenöl*
*15 g Pinienkerne*
*frisch gemahlener schwarzer Pfeffer*
*Salz*

### So geht's

1 Die Garnelen auftauen lassen bzw. nach Packungsanweisung zubereiten.

2 Zucchini waschen und mit einem Sparschäler zu Gemüsenudeln verarbeiten. Paprika und Tomaten waschen und putzen. Paprika würfeln und Tomaten halbieren.

3 Das Pesto vorbereiten: Knoblauch schälen. Mit Basilikum, Öl, Pinienkernen, Pfeffer und Salz im Standmixer oder mit einem Pürierstab mixen.

4 Eine beschichtete Pfanne erhitzen und zunächst die Paprikastücke anbraten. Anschließend die Zucchininudeln hinzufügen und 1 bis 2 Minuten anbraten. Die Hälfte vom Pesto in die Pfanne geben und alles gut vermengen. Nun die Garnelen hinzufügen, vorsichtig umrühren und 1 bis 2 Minuten weiterbraten. Das restliche Pesto unterrühren und die halbierten Tomaten hinzugeben. Das Ganze noch abschmecken und auf einem Teller verteilen.

Abendessen – leicht und lecker genießen

# Knusperfischstäbchen mit Würzspinat

## Für 1 Portion

*530 kcal • 54 g EW • 29 g F • 10 g KH*

*180 g Fischfilet, tiefgefroren*
*200 g Blattspinat, tiefgefroren*
*1 kleine Zwiebel*
*2 ½ TL Kokosöl*
*frisch gemahlener schwarzer Pfeffer*
*Salz*
*frisch geriebene Muskatnuss*
*1 Ei*
*1 EL Kokosmehl (Reformhaus oder Bioladen)*
*2 EL Kokosflocken*

## So geht's

1 Den tiefgefrorenen Fisch antauen lassen.
2 Blattspinat in einen Topf geben und bei kleiner Hitze auftauen lassen.
3 In der Zwischenzeit die Zwiebel schälen und fein würfeln. In einer beschichteten Pfanne glasig anschwitzen und zum Spinat geben. Mit Pfeffer, Salz und Muskat würzen.
4 Den Fisch in Rechtecke schneiden. Das Ei in einem tiefen Teller verquirlen, Kokosmehl und Kokosflocken separat auf einen kleinen Teller geben.
5 Fischstücke zunächst in Kokosmehl, anschließend in der Eimasse und zum Schluss in Kokosflocken wenden.
6 Kokosöl in einer Pfanne erhitzen und die Fischstücke darin von beiden Seiten knusprig braten.
7 Kokosfisch und Spinat auf einem Teller anrichten.

www.sophia-thiel.com | 127

Meine Rezepte

# Ofenfisch mit Kräutertomaten und Gurkensalat

### Für 1 Portion
*400 kcal • 43 g EW • 17 g F • 10 g KH*

*200 g Fischfilet, z. B. Schollenfilets*
*2 TL Kokosöl*
*125 g Kirschtomaten*
*1 Knoblauchzehe*
*1 EL gehackte Petersilie*
*frisch gemahlener schwarzer Pfeffer*
*Salz*

### Für den Gurkensalat
*¼ Gurke*
*1 TL Olivenöl*
*1 TL Weißweinessig*
*1 TL Dill, tiefgefroren*
*frisch gemahlener schwarzer Pfeffer*
*Salz*

### So geht's
1 Den Backofen auf 200 °C Ober-/Unterhitze vorheizen.
2 Das Fischfilet mit Küchenpapier abtupfen. Eine Auflaufform mit wenig Kokosöl auspinseln. Das Fischfilet in die Auflaufform legen. Tomaten waschen, halbieren und zum Fisch geben. Knoblauch schälen und durchpressen. ½ EL Öl, Knoblauch, Kräutermischung sowie Pfeffer und Salz vermengen und auf dem Fischfilet verteilen.
3 Den Fisch im Ofen 15 bis 20 Minuten garen.
4 Inzwischen die Gurke schälen und in Scheiben schneiden oder raspeln. Mit Olivenöl, Essig, Dill, Pfeffer und Salz in einer kleinen Schüssel vermengen und separat zum Fisch servieren.

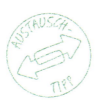

Dazu passt auch ein grüner Salat statt des Gurkensalats.

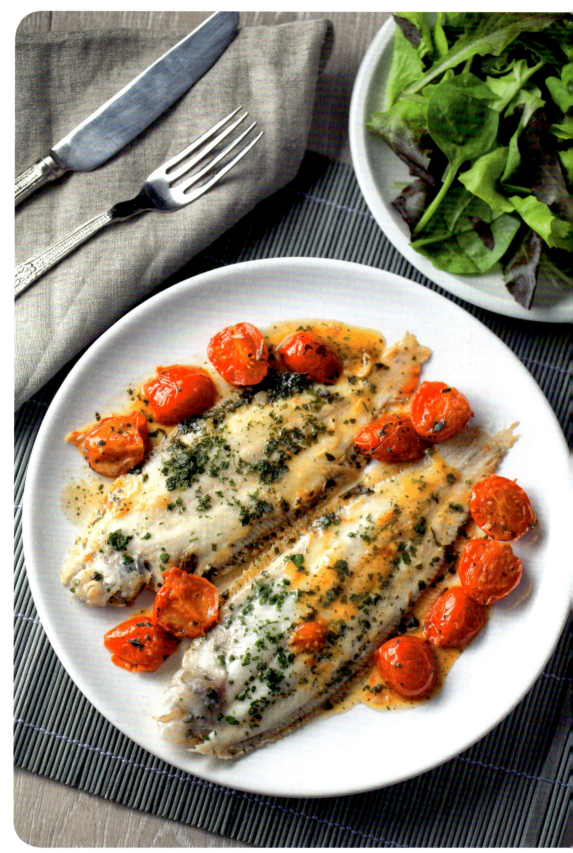

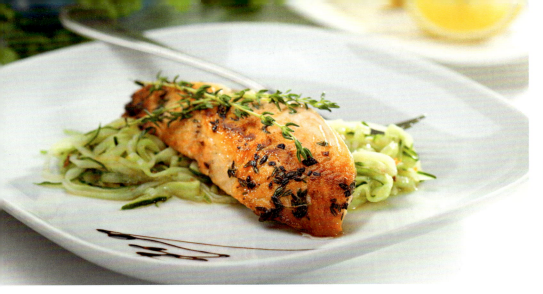

# Zucchinipasta mit Zitronenlachs

### Für 1 Portion

*450 kcal • 38 g EW • 28 g F • 9 g KH*

*2 TL Raps-, Kokos- oder Olivenöl*
*150 g Lachsfilet (frisch oder tiefgefroren)*
*1 Knoblauchzehe*
*Saft von ½ Zitrone*
*1 Zweig Thymian*
*1 Zucchini*
*Salz*
*frisch gemahlener schwarzer Pfeffer*

### So geht's

1 Den Backofen auf 150 °C Ober-/Unterhitze vorheizen.
2 Eine Auflaufform mit etwas Kokosöl auspinseln. Das Lachsfilet hineinlegen. Den Knoblauch schälen und darüberpressen, den Zitronensaft darüberträufeln. Thymianzweig waschen und trocken schütteln. Blättchen vom Stiel streifen und auf dem Lachs verteilen. Den Fisch etwa 20 Minuten im Ofen garen.
3 In der Zwischenzeit die Zucchini waschen, putzen und mit einem Spiralschneider oder Sparschäler in Streifen schneiden.
4 Restliches Öl in einer Pfanne erhitzen und die Zucchininudeln darin etwa 1 Minute anschwitzen. Alternativ kannst du die Nudeln auch 1 Minute in leicht gesalzenem Wasser kochen.
5 Zucchinipasta und Lachs auf einem Teller anrichten und nach Bedarf mit Pfeffer und Salz würzen.

Lachs ist reich an Omega-3-Fettsäuren und Vitamin D, zudem ist er gut bekömmlich.

Abendessen – leicht und lecker genießen

# Leichte Thunfischpizza

## Für 1 Portion

*450 kcal • 60 g EW • 13 g F • 17 g KH*

### Für den Pizzaboden

*1 Dose Thunfisch im eigenen Saft (150 g Abtropfgewicht)*
*100 g körniger Frischkäse*
*1 Ei*
*frisch gemahlener schwarzer Pfeffer*
*Salz*

### Für den Belag

*50 ml passierte Tomaten*
*1 TL Kräuter, getrocknet oder tiefgekühlt*
*Salz*
*frisch gemahlener schwarzer Pfeffer*
*½ gelbe Paprikaschote*
*1 Handvoll braune oder weiße Champignons*

## So geht's

1. Den Backofen auf 200 °C Ober-/Unterhitze vorheizen.
2. Den Thunfisch abtropfen lassen und mit Ei und Frischkäse verrühren, mit Pfeffer und Salz würzen.
3. Den Teig auf einem mit Backpapier ausgelegten Backblech gleichmäßig verteilen und flach drücken. Den Pizzaboden 20 bis 25 Minuten im Ofen backen.
4. In der Zwischenzeit die passierten Tomaten mit den Kräutern und Gewürzen abschmecken. Die Paprika waschen und ebenso wie die Pilze putzen und in Scheiben schneiden.
5. Den Thunfisch-Pizzaboden aus dem Ofen nehmen, kurz abkühlen lassen und mit der Pizzasoße bestreichen. Champignons und Paprika darauf verteilen und die Pizza im Ofen in 8 bis 10 Minuten fertig backen.

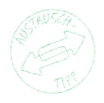

Die Pizzasoße kannst du nach Belieben noch mit Chili, Knoblauch, getrockneten oder frischen Kräutern (z. B. Basilikum oder Oregano) verfeinern.

Meine Rezepte

# Sophias Thunfischsalat

### Für 1 Portion
*470 kcal • 48 g EW • 24 g F • 11 g KH*

*1 Dose Thunfisch im eigenen Saft (150 g Abtropfgewicht)*
*¼ Gurke*
*1 Handvoll Kirschtomaten*
*1 Salatherz, z. B. Romanasalat*
*½ kleine Zwiebel*
*2 hart gekochte Eier*
*1 TL mittelscharfer Senf*
*1 EL Weißweinessig*
*1 EL Leinöl*
*frisch gemahlener schwarzer Pfeffer*
*Salz*
*1 Handvoll schwarze Oliven*

### So geht's

1 Thunfisch in einem Sieb abtropfen lassen. Gurke und Tomaten waschen, putzen und klein schneiden. Den Salat waschen und in einem Sieb abtropfen lassen. Die Zwiebel schälen, halbieren und in Streifen schneiden. Die Eier pellen und in Scheiben schneiden.

2 Gemüse und Thunfisch in einer Schale vermengen. Für das Dressing Senf, Essig, Öl, Pfeffer und Salz verquirlen und über den Salat geben. Oliven und Ei auf dem Salat verteilen.

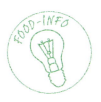

Leinöl enthält von allen Pflanzenölen den höchsten Anteil an Omega-3-Fettsäuren. Diese mehrfach ungesättigten Fettsäuren können Entzündungen hemmen, die Blutgerinnung fördern und die Blutgefäße erweitern.

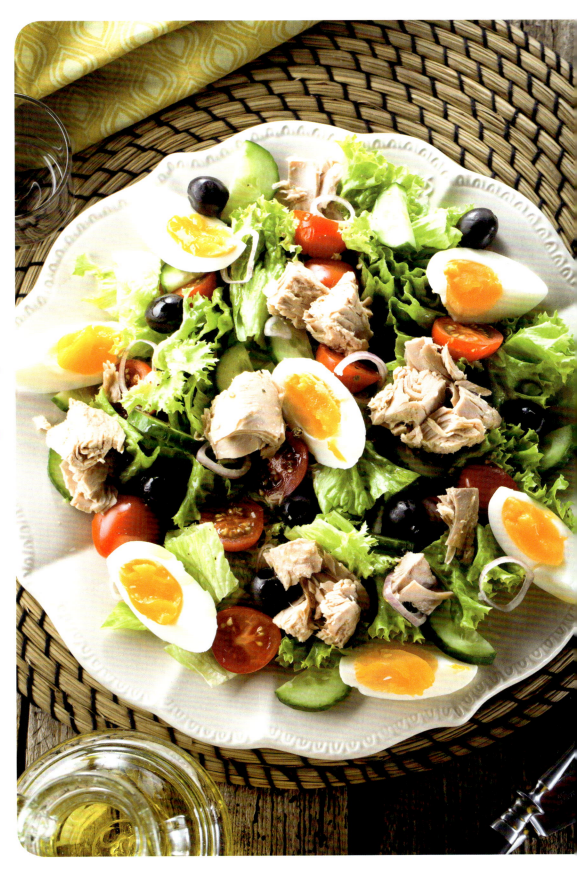

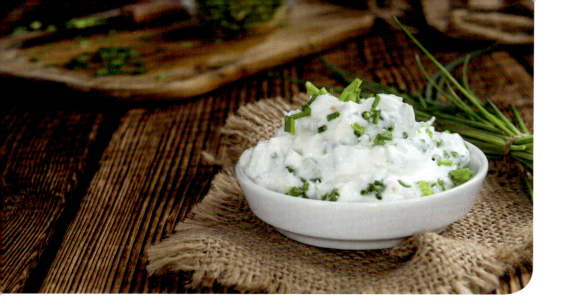

# Scharfe Thunfisch-Kidney-Frikadellen

## Für 1 Person

*515 kcal • 60 g EW • 13 g F • 33 g KH*

*1 Dose Thunfisch im eigenen Saft
   (150 g Abtropfgewicht)*
*1 Schalotte*
*120 g Kidneybohnen (Dose)*
*1 Ei*
*Salz*
*frisch gemahlener schwarzer Pfeffer*
*Chilipulver*
*1 TL Rapsöl*
*100 g Kräuterquark, fettarm*

## So geht's

1. Thunfisch und Kidneybohnen abtropfen lassen. Die Schalotte schälen und würfeln. Die Bohnen mit einer Gabel zerdrücken und mit Thunfisch, Schalotte und Ei zu einer formbaren Masse verkneten. Den Teig mit Salz, Pfeffer und Chili würzen und zu flachen Frikadellen formen.
2. In einer Pfanne das Öl erhitzen und die Frikadellen darin bei kleiner Hitze von beiden Seiten braten.
3. Die Frikadellen auf einem Teller anrichten und dazu den Quark genießen.

Die Frikadellen lassen sich prima mitnehmen, alternativ kannst du sie auch einfrieren.

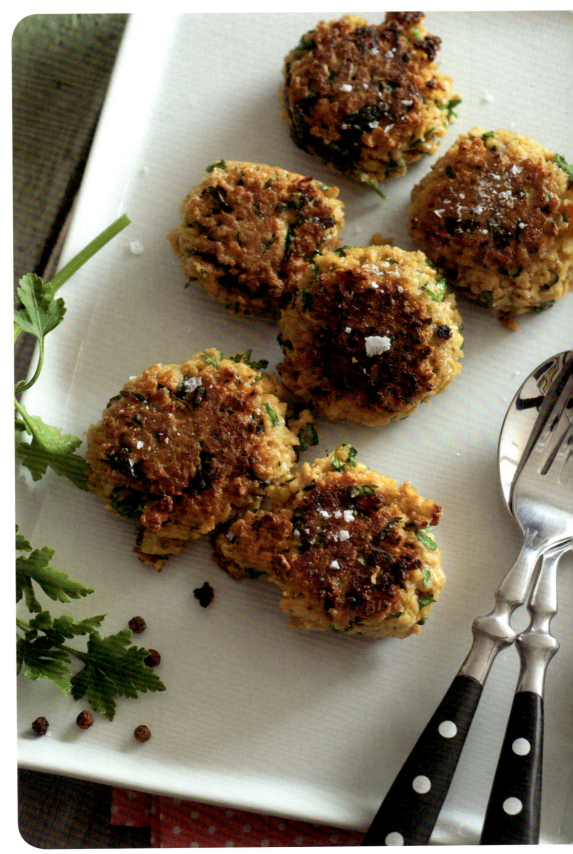

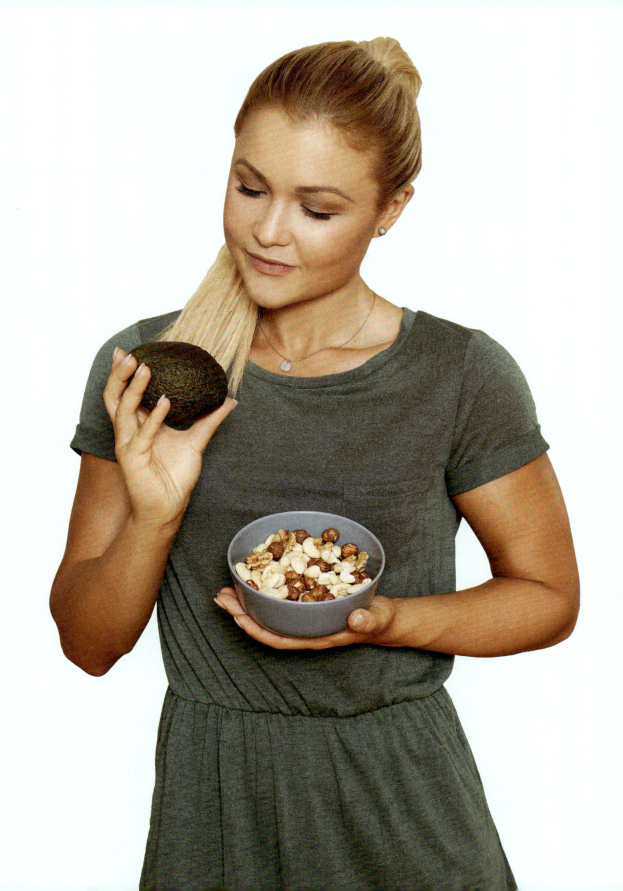

# Snacks und Shakes für zwischendurch

Gönne dir als Ergänzung zu den drei Hauptmahlzeiten einen leckeren Snack am Tag. Wann du diesen zu dir nimmst, kannst du frei einplanen – je nachdem, wann der »kleine Hunger« kommt. Achte darauf, dass du zwischen den Mahlzeiten jeweils mindestens zwei bis drei Stunden nichts zu dir nimmst. Solltest du zwischendurch zusätzlich Appetit verspüren, trinke ein großes Glas Wasser und halte kleine gesunde Leckereien wie hart gekochte Eier, Gemüsesticks oder eine Handvoll Nüsse bereit.

»Süß oder herzhaft – du hast die Wahl. Lass es dir schmecken!«

Meine Rezepte

# Gurkenschiffchen mit Thunfischsalat

## Für 1 Portion
*186 kcal • 17 g EW • 11 g F • 3 g KH*

½ kleine Gurke
65 g Thunfisch im eigenen Saft (Dose)
1 Kirschtomate
1 Handvoll Rucola
1 EL Olivenöl
1 EL Kräutermischung, tiefgefroren
Salz
frisch gemahlener schwarzer Pfeffer

## So geht's

1. Die Gurke schälen, halbieren und aushöhlen.
2. Den Thunfisch in einem Sieb abtropfen lassen. Tomate waschen und in Würfel schneiden. Rucola waschen und klein schneiden.
3. Olivenöl und Kräuter mit Thunfisch und Rucola mischen und mit Pfeffer und Salz abschmecken.
4. Gurkenschiffchen mit dem Thunfischsalat füllen und genießen.

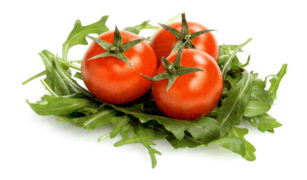

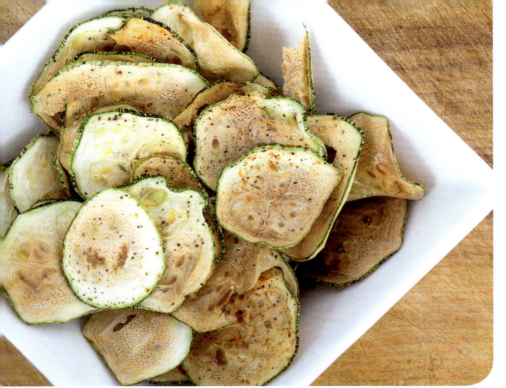

# Zucchinichips

### Für 1 Portion

145 kcal • 5 g EW • 11 g F • 6 g KH

250 g Zucchini
1 EL Olivenöl
Basilikum und Rosmarin, getrocknet
frisch gemahlener schwarzer Pfeffer
Salz

### So geht's

1. Den Backofen auf 160 °C Ober-/Unterhitze vorheizen. Ein Backblech mit Backpapier auslegen.
2. Die Zucchini waschen und in feine Scheiben schneiden. Mit dem Olivenöl in einer großen Schüssel vermengen, anschließend auf dem Backblech verteilen.
3. Zucchini mit getrockneten Kräutern bestreuen, pfeffern und salzen. Zucchini 40 Minuten im Ofen backen, anschließend die Scheiben wenden und weitere 30 bis 40 Minuten backen. Die Chips sind fertig, wenn sie leicht bräunlich und knusprig aussehen. Je nach Dicke der Scheiben variiert die Backzeit.

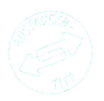

Du kannst zum Beispiel auch aus Roter Bete, Topinambur oder Süßkartoffeln Gemüsechips zubereiten.

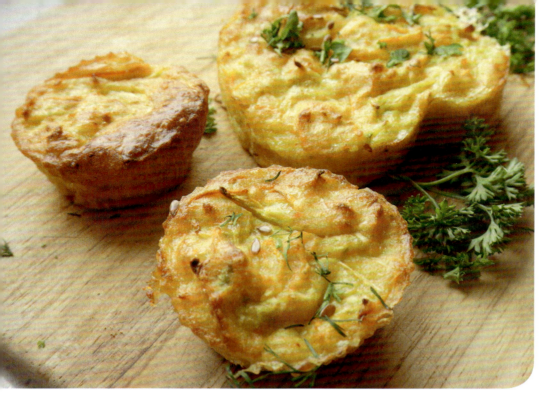

# Gemüsemuffins

### Für 3 Muffins

*220 kcal • 17 g EW • 11 g F • 9 g KH*

150 g Gemüse (z. B. Zucchini, Paprika, Frühlingszwiebel)
2 Eier
frisch gemahlener schwarzer Pfeffer
Salz
Paprikapulver, edelsüß
1 EL gemischte Kräuter, tiefgefroren

### Außerdem

**Muffinblech oder (Silikon-)Muffinförmchen**

### So geht's

1. Den Backofen auf 190 °C Ober-/Unterhitze vorheizen. Das Gemüse waschen, putzen und in feine Würfel schneiden.
2. Eier mit 1 EL Wasser, Pfeffer, Salz und Paprikapulver verquirlen.
3. 3 Mulden eines Muffinblechs mit etwas Öl auspinseln. Das Gemüse auf die Muffinformen verteilen und die Eiermasse darübergießen. Die Muffins 10 bis 12 Minuten im Ofen backen.

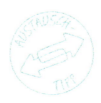

Wähle Gemüse ganz nach deinem Geschmack aus. Gut schmeckt auch eine Karotten-Ingwer-Mischung.

Snacks und Shakes für zwischendurch

# Würzige Knabbererdnüsse

## Für 1 Portion
*176 kcal • 7 g EW • 15 g F • 2 g KH*

1 Zweig Rosmarin, alternativ getrocknet
¼ TL Chiliflocken
¼ TL Meersalz
½ TL Kokosöl
25 g Erdnusskerne, ungesalzen

## So geht's

1. Für die Gewürzmischung den Rosmarin abzupfen und die Blätter fein hacken. Mit Chiliflocken und Meersalz mischen.
2. Kokosöl in einer Pfanne erhitzen und die Erdnüsse darin bei kleiner Hitze etwa 4 Minuten anrösten. Die Gewürzmischung hinzufügen und alles gut vermengen.
3. Die Nüsse vor dem Verzehr abkühlen lassen.

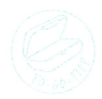

Die abgekühlten Nüsse in einer kleinen Vorratsdose oder im Gefrierbeutel mitnehmen. In einer gut verschließbaren Dose sind die Knabber-Erdnüsse etwa 4 Wochen haltbar.

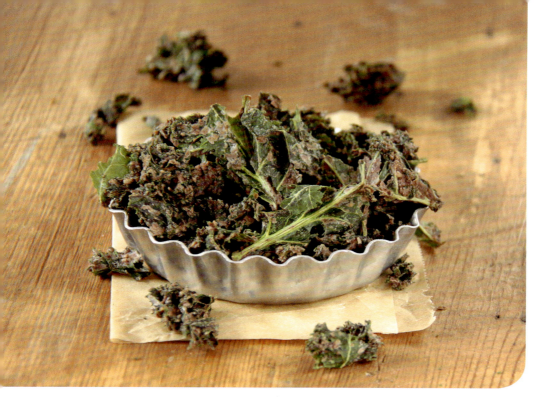

# Grünkohlchips

### Für 1 Portion

*185 kcal • 10 g EW • 12 g F • 5 g KH*

*200 g Grünkohl*
*1 EL Olivenöl*
*¼ TL Hefeflocken*
*Salz*
*¼ TL Chili- oder Paprikapulver*

### So geht's

1 Den Backofen auf 130 °C Ober-/Unterhitze vorheizen. Ein Backblech mit Backpapier auslegen.
2 Grünkohl in grobe Stücke schneiden, den Strunk herausschneiden und den Kohl gründlich waschen. In einem Sieb abtropfen lassen.
3 Grünkohl mit dem Olivenöl in eine große Schüssel geben und alles gut vermengen. Mit Hefeflocken, etwas Salz sowie Chili- oder Paprikapulver vermengen und gleichmäßig auf dem Backblech verteilen.
4 Die Grünkohlchips 30 bis 40 Minuten im Ofen backen. Ab und zu den Ofen kurz öffnen, damit der Wasserdampf entweichen kann.

Snacks und Shakes für zwischendurch

# Gefüllte Eier

### Für 1 Portion
*235 kcal • 14 g EW • 16 g F • 5 g KH*

*2 hart gekochte Eier*
*1 Strauchtomate*
*½ Frühlingszwiebel*
*50 g Avocado*
*½ TL Limettensaft*
*frisch gemahlener schwarzer Pfeffer*
*Salz*

### So geht's

1. Die Eier pellen und halbieren. Die Eigelbe mit einem Löffel aus den Hälften nehmen und in eine Schüssel geben.
2. Tomate und Frühlingszwiebel waschen, Zwiebel putzen, beides klein schneiden. Das Fruchtfleisch der Avocado klein schneiden und alles mit den Eigelben verrühren. Die Masse mit Limettensaft, Pfeffer und Salz abschmecken.
3. Die Eihälften mit der Eier-Gemüse-Masse füllen.

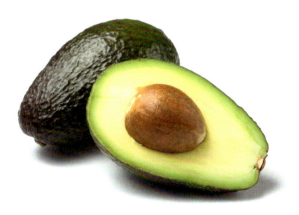

www.sophia-thiel.com

**Meine Rezepte**

# Lemon-Cheesecake-Muffins

## Für 6 Muffins

*Pro Muffin*
*78 kcal • 10 g EW • 3 g F • 3 g KH*

*1 ½ Zitronen, Saft und Schale*
*250 g Magerquark*
*100 g Frischkäse, fettarm*
*1 EL Eiweißpulver, Vanillegeschmack*
*2 Eier*
*Stevia oder Erythrit (Streusüße)*

*Außerdem*
*Muffinblech oder (Silikon-)Muffinförmchen*

## So geht's

1 Den Backofen auf 180 °C Ober-/Unterhitze vorheizen. Die Zitronen heiß waschen und abtrocknen. Die Schale abreiben und den Saft auspressen.
2 Alle Zutaten miteinander vermengen. Falls der Teig zu dick ist, eventuell etwas Wasser unterrühren. Den Teig auf 6 Muffinformen verteilen.
3 Die Muffins im Ofen etwa 30 Minuten backen.

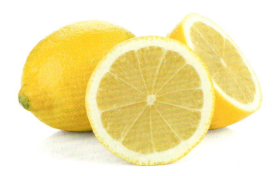

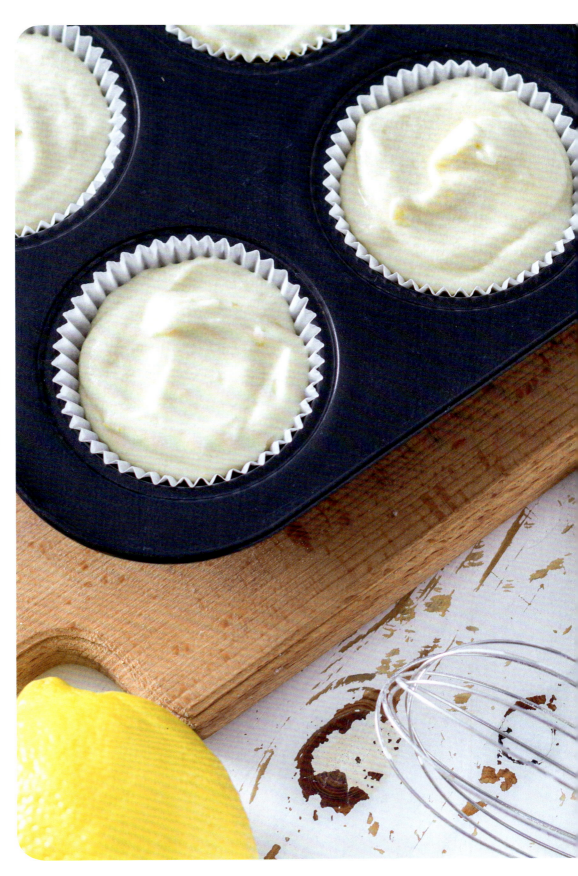

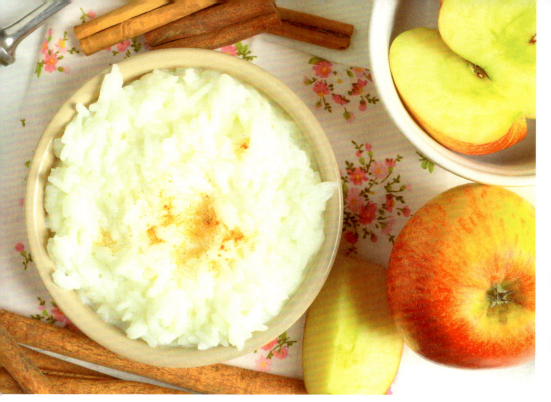

## Fitness-Milchreis

### Für 1 Portion
*225 kcal • 25 g EW • 9 g F • 9 g KH*

*200 g körniger Frischkäse, fettarm*
*2 EL ungesüßtes Apfelmus*
*1 Msp. Zimtpulver*

### So geht's
1. Den Frischkäse mit Apfelmus verrühren und mit Zimt bestreuen.

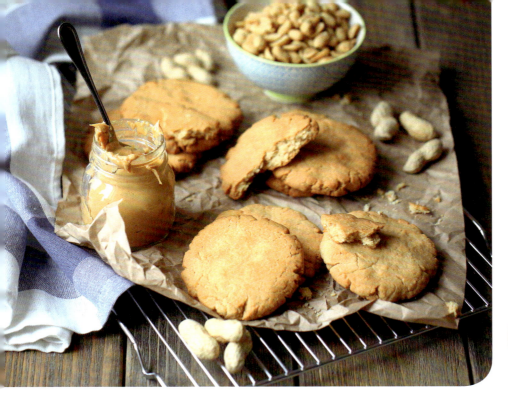

# Erdnuss-Cookies

## Für 6 Cookies

1 Portion entspricht 3 Cookies
Pro Portion
189 kcal • 26 g EW • 7 g F • 3 g KH

50 g Eiweißpulver, Vanille- oder
    Schokogeschmack
1 Ei
1 EL Erdnussmus, ungesüßt
1 EL ungesalzene Erdnusskerne
1 TL Stevia oder Erythrit (Streusüße)

## So geht's

1. Den Backofen auf 200 °C Ober-/Unterhitze vorheizen und ein Backblech mit Backpapier auslegen.
2. Eiweißpulver, Ei und Erdnussmus in einer Schüssel gut verkneten. Erdnüsse mit einem Messer klein hacken und dazugeben. Mit etwas Stevia oder Erythrit süßen.
3. Falls der Teig zu trocken ist, etwas Wasser zufügen. Den Teig portionsweise als Kreise auf dem Blech verteilen und etwa 10 Minuten backen.

## Meine Rezepte

# Sophias Fitnessdips

## Basisrezept Hummus

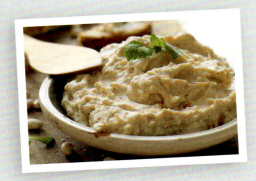

### Für etwa 350 g
250 g Kichererbsen (Dose oder Glas)
1 Knoblauchzehe
2 EL Oliven- oder Sesamöl
Saft von ½ Zitrone
3 EL Tahin (Sesammus)
1 Prise Kreuzkümmel
1 TL Paprikapulver, edelsüß
frisch gemahlener schwarzer Pfeffer
Salz

### So geht's
1 Kichererbsen mit Wasser abspülen und in einem Sieb abtropfen lassen.
2 Den Knoblauch schälen und klein schneiden. Kichererbsen und Knoblauch mit Olivenöl, Zitronensaft, Tahin, Kreuzkümmel, Paprikapulver und 2 EL kaltem Wasser in einem Standmixer pürieren, bis ein cremiges Mus entsteht. Anschließend mit Pfeffer und Salz abschmecken.

Kichererbsen sind der ideale Snack für zwischendurch. Die proteinhaltigen Hülsenfrüchte sind vitalstoffreich und sorgen mit ihren Ballaststoffen für eine langanhaltende Sättigung. Das Sesammus liefert zudem reichlich Kalzium.

## Variante 1: Kräuter-Hummus

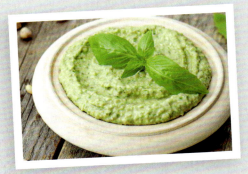

### Zutaten für Basisrezept Hummus
½ Bund glatte Petersilie
½ Bund Koriandergrün

### So geht's
1 Die Kräuter waschen, trocken schütteln und grob hacken.
2 Alle Zutaten im Standmixer pürieren, bis ein cremiges Mus entsteht. Anschließend mit Pfeffer und Salz abschmecken.

**Sophias Fitnessdips**

## Variante 2: Rote-Bete-Hummus

*Zutaten für Basisrezept Hummus*
*1 kleine Karotte*
*1 mittlere gegarte Rote-Bete-Knolle (eingeschweißt)*
*Saft von ½ Limette (statt Zitronensaft)*

### So geht's

1 Karotte schälen und fein raspeln. Rote Bete in grobe Würfel schneiden.
2 Beides mit den Zutaten des Basisrezepts in einen Standmixer geben oder mit dem Pürierstab zu einer cremigen Masse pürieren.

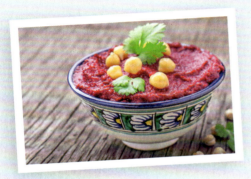

Rote Bete ist reich an Eisen und Folsäure. Zudem hat man herausgefunden, dass Rote-Bete-Saft als Pre-Workout-Booster wirken kann. Denn Rote Bete soll aufgrund ihres hohen Nitratgehalts die Blutgefäße weiten und so den Sauerstofftransport zu den Muskeln verbessern.

## Variante 3: Süßkartoffel-Hummus

*Zutaten für Basisrezept Hummus*
*1 große Süßkartoffel*
*1 TL schwarze Sesamsamen*
*1 TL Currypulver*
*¼ Bund glatte Petersilie*

### So geht's

1 Süßkartoffel schälen und in Scheiben schneiden. In leicht gesalzenem Wasser etwa 25 Minuten kochen.
2 In der Zwischenzeit Sesam in einer Pfanne ohne Fett leicht anrösten und abkühlen lassen.
3 Süßkartoffeln abgießen und zusammen mit den Basiszutaten im Standmixer zu einem cremigen Dip pürieren. Paprikapulver durch Currypulver ersetzen. Zum Schluss die Petersilie hinzufügen, mit Pfeffer und Salz abschmecken und noch einmal pürieren. Den gerösteten Sesam über den Dip streuen.

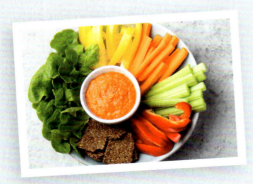

www.sophia-thiel.com | 149

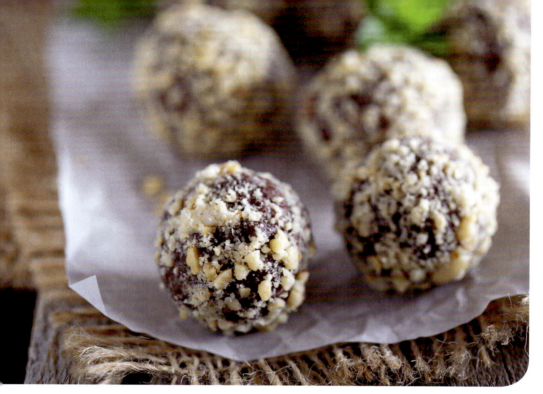

# Protein-Quark-Trüffel

## Für 12 Trüffel

*1 Portion entspricht 5 Trüffeln*
*Pro Trüffel*
*52 kcal • 6 g EW • 6 g F • 2 g KH*

250 g Magerquark
1 TL Mineralwasser
50 g Eiweißpulver, Schokogeschmack
1 TL Kakaopulver, stark entölt
gehackte Nüsse nach Geschmack

## So geht's

1. Quark mit Mineralwasser cremig rühren. Eiweißpulver und Kakao unterrühren. Bei Bedarf noch etwas Mineralwasser hinzufügen, bis eine homogene, formbare Masse entstanden ist.
2. Aus der Masse kleine Kügelchen formen und in den gehackten Nüssen wälzen. Die Quarkkugeln für mindestens 1 Stunde, besser über Nacht, in den Kühlschrank stellen.

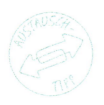

Wälze deine Quarktrüffel zur Abwechslung in gehackten Pistazien, gehackten Trockenfrüchten oder Sesam.

Snacks und Shakes für zwischendurch

# Sophias gebrannte Mandeln

## Für 1 Portion

*187 kcal • 7 g EW • 16 g F • 2 g KH*

*30 g ganze Mandeln*
*½ TL gemahle Vanille*
*1 EL Stevia (Streusüße)*
*1 Msp. Zimtpulver*

## So geht's

1. Die Mandeln in einer beschichteten Pfanne ohne Fett rösten, bis sie gut duften. In eine Schale geben und mit den Gewürzen mischen. Es lassen sich auch größere Mengen vorbereiten, doch Vorsicht: Suchtgefahr!

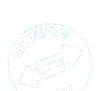

Für die herzhafte Variante einfach die Mandeln nach dem Rösten mit Salz, Paprika und Curry oder einer anderen Gewürzmischung mischen.

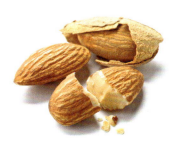

www.sophia-thiel.com | 151

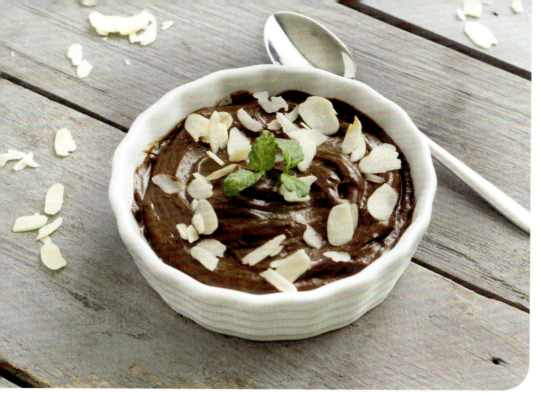

# Schokopudding Low-Carb

**Für 1 Portion**

*220 kcal • 5 g EW • 18 g F • 5 g KH*

*½ reife Avocado*
*1 TL Kakaopulver, stark entölt*
*2 EL Sojadrink, ungesüßt*
*½ TL gemahlene Vanille*
*10 g Mandelblättchen*
*Stevia (Streusüße)*

**So geht's**

1. Das Fruchtfleisch der Avocado aus der Schale lösen und grob würfeln. In einen Mixbecher oder in einen Standmixer geben.
2. Kakaopulver, Sojadrink und Vanille hinzufügen und alles zu einer cremigen Masse pürieren. Nach Bedarf noch mit Stevia süßen.

# Sophias Vanille-Mandel-Eis

### Für 1 Portion

*255 kcal • 34 g EW • 9 g F • 10 g KH*

*2 EL Eiweißpulver, Vanillegeschmack*
*200 ml Mandeldrink*
*½ TL gemahlene Vanille*
*1 EL Mandelmus oder gemischtes Nussmus*
*Stevia oder andere Streusüße nach Geschmack*

### So geht's

1. Alle Zutaten in den Standmixer geben oder mit einem Stabmixer fein pürieren.
2. Die Creme in eine Form füllen und in das Eisfach stellen.
3. Stündlich die Creme herausnehmen und die Masse mit einer Gabel gut durchrühren, danach wieder in das Gefrierfach stellen. Diesen Schritt 2- bis 3-mal wiederholen.

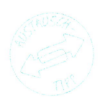

Für etwas mehr Abwechslung Eiweißpulver mit anderer Geschmacksrichtung verwenden. Oder peppe dein Eis mit 1 Prise Chiliflocken auf.

**Meine Rezepte**

# Eiweißriegel selbst gemacht

## Für 10 Riegel

*Pro Riegel*
*109 kcal • 7 g EW • 6 g F • 6 g KH*

*100 g gemahlene Mandeln*
*50 g Kartoffelstärke, alternativ Reismehl*
*30 g Kokosmehl (Reformhaus oder Bioladen)*
*60 g Eiweißpulver, Vanillegeschmack*
*1 TL gemahlene Vanille*
*250 ml Mandeldrink*

*Außerdem*
*Springform (26 cm Ø) oder Kastenform (25 cm lang)*

## So geht's

1. Backofen auf 160 °C Ober-/Unterhitze vorheizen. Spring- oder Kastenform oder mit Backpapier auslegen.
2. Alle Teigzutaten mit der Küchenmaschine oder in einer Schüssel mit dem Schneebesen gut verrühren.
3. Den Teig in die Form füllen und glatt streichen.
4. Den Teig 16 bis 18 Minuten backen. Er soll noch weich und saftig sein. Dann in 10 Riegel schneiden und auf einem Kuchengitter auskühlen lassen.

Luftdicht verpackt halten sich die Riegel im Kühlschrank 2 bis 3 Tage und bleiben frisch und saftig.

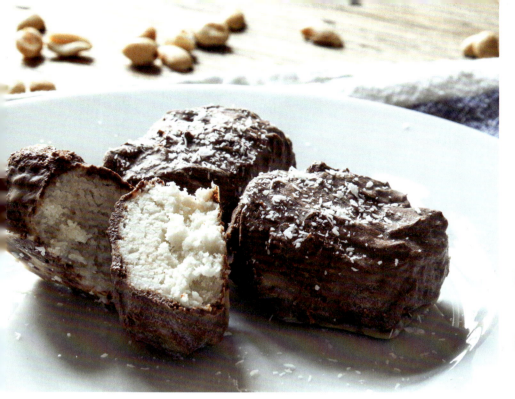

# Minikokosriegel Low-Carb

## Für 15 Riegel

*1 Portion entspricht 2 Riegel*
*Pro Riegel*
*129 kcal • 4 g EW • 10 g F • 3 g KH*

200 g Kokosraspel
50 g Eiweißpulver,
   z. B. Vanille- oder Kokosgeschmack
200 ml Kokosmilch
80 g dunkle Schokolade,
   z. B. 80 % Kakaoanteil

## So geht's

1. Kokosraspel und Eiweißpulver in einer Schüssel vermischen. Kokosmilch leicht erwärmen, bis sie flüssig ist, hinzufügen und alles zu einer homogenen Masse verrühren.
2. Aus der Kokosmasse 15 Riegel formen und für 30 Minuten in den Kühlschrank stellen.
3. Die Schokolade über einem heißen Wasserbad schmelzen und die Riegel darin eintauchen. Die Schokolade aushärten lassen und die Riegel dann genießen.

www.sophia-thiel.com

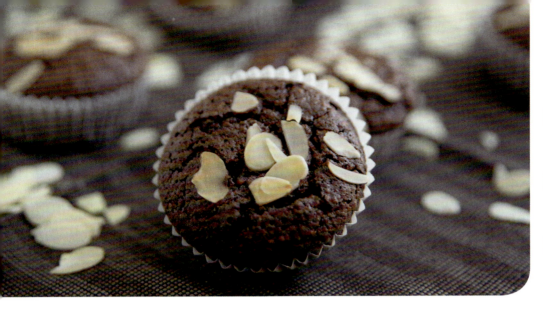

# Schoko-Nuss-Muffins

## Für 10 Muffins

*Pro Muffin*
*220 kcal • 6 g EW • 20 g F • 2 g KH*

4 Eier
1 Prise Salz
60 g Kokosöl
100 g gemahlen Haselnüsse
100 g gemahlene Mandeln
¼ TL Natron
1 TL Nussmus, z. B. Mandelmus
1 TL Kakaopulver, stark entölt
Stevia oder Erythrit (Streusüße)
1 Msp. Zimtpulver
1 EL Mandelblättchen

*Außerdem*
Muffinblech oder (Silikon-)Muffinförmchen

## So geht's

1. Den Backofen auf 180 °C Ober-/Unterhitze vorheizen.
2. Die Eier trennen und die Eiweiße mit 1 Prise Salz steif schlagen.
3. Eigelbe mit Kokosöl schaumig schlagen und mit den restlichen Zutaten verrühren. Den Eischnee vorsichtig unterheben und alles in 10 Muffinförmchen füllen. Mit den Mandelblättchen bestreuen und etwa 20 Minuten im Ofen backen.

Die abgekühlten Muffins in eine Vorratsdose geben und innerhalb von 3 Tagen vernaschen.

Snacks und Shakes für zwischendurch

# Vanillequark mit gehackten Pistazien

### Für 1 Portion
*170 kcal • 21 g EW • 5 g F • 9 g KH*

*200 g Magerquark*
*1 Schuss Mineralwasser*
*½ TL gemahlene Vanille*
*Stevia oder Erythrit (Streusüße) nach Geschmack*
*10 g gehackte Pistazien*

### So geht's

1. Magerquark mit etwas Mineralwasser cremig rühren. Die gemahlene Vanille unterheben und den Quark mit den gehackten Pistazien toppen.

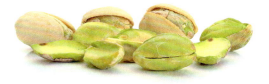

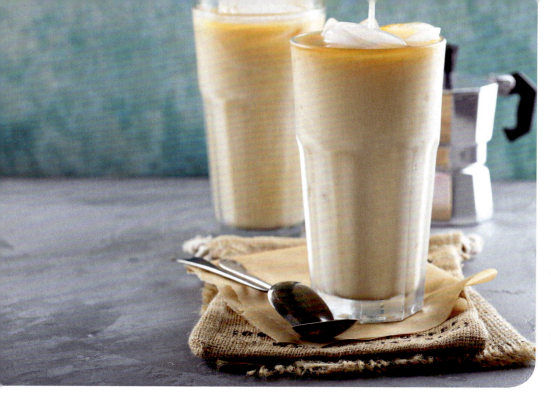

# Vanille-Frappuccino-Shake

### Für 1 Portion
*158 kcal • 25 g EW • 3 g F • 6 g KH*

150 g Magerquark
150 ml Sojadrink, ungesüßt
1 Tasse Espresso
2 TL gemahlene Vanille
Stevia oder andere Streusüße
Eiswürfel nach Bedarf

### So geht's

1 Alle Zutaten mit dem Pürierstab oder im Standmixer zu einem Shake mixen. Sofort trinken oder nach Belieben Eiswürfel hinzugeben und gekühlt genießen.

Du kannst auch einen Teil Sojadrink aufschäumen und zum Schluss obenauf geben.

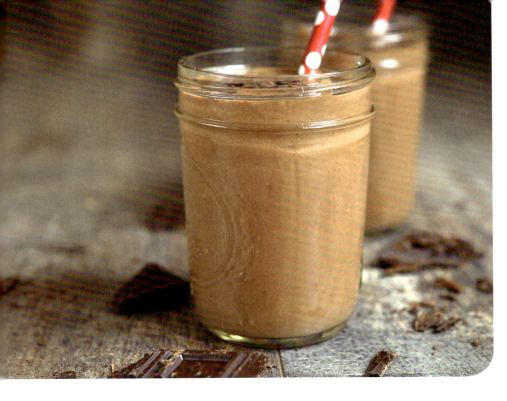

# Chocolate-Peanutbutter-Shake

### Für 1 Portion
*235 kcal • 28 g EW • 9 g F • 8 g KH*

2 EL Sojaeiweißpulver, Schokogeschmack
1 EL Erdnussmus, ungesüßt
100 ml Mandeldrink

### So geht's

1. Alle Zutaten mit 200 ml Wasser mit dem Pürierstab oder im Standmixer zu einem Shake mixen.

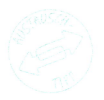

Wenn du deinen Shake nicht vegan zubereiten möchtest, kannst du statt Sojaeiweißpulver natürlich alternativ auch Whey- oder Mehrkomponentenprotein verwenden.

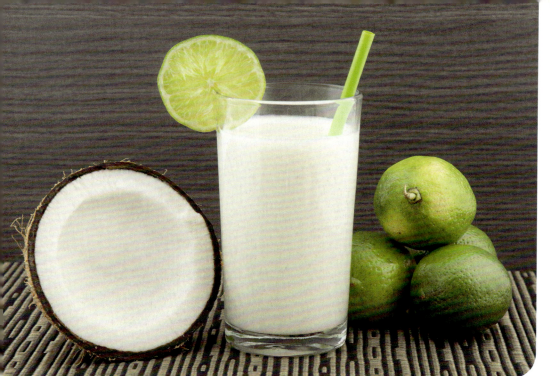

# Key-Lime-Shake

## Für 1 Portion
*244 kcal • 20 g EW • 14 g F • 10 g KH*

200 g Magerquark
60 ml Kokosmilch
Saft von ½ Limette
1 TL gemahlene Vanille
Stevia (Streusüße)

## So geht's
1. Alle Zutaten mit 50 ml Wasser in den Standmixer geben und zu einem cremigen Shake mixen.

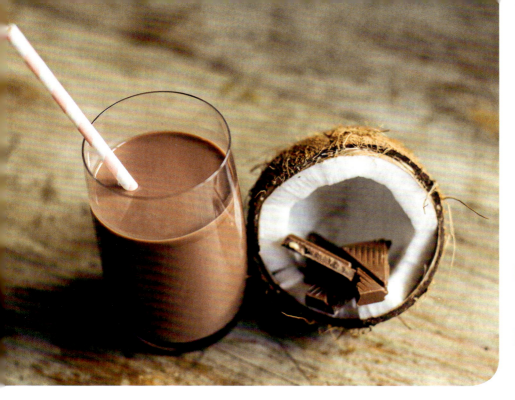

# Schoko-Kokos-Shake

### Für 1 Portion

*240 kcal • 25 g EW • 11 g F • 8 g KH*

2 EL Eiweißpulver, Schokogeschmack
1 TL Kakaopulver, stark entölt
150 ml Kokosdrink, ungesüßt
2 EL Kokosflocken

### So geht's

1. Alle Zutaten mit 100 ml Wasser mit dem Pürierstab oder im Standmixer zu einem cremigen Shake mixen.

www.sophia-thiel.com

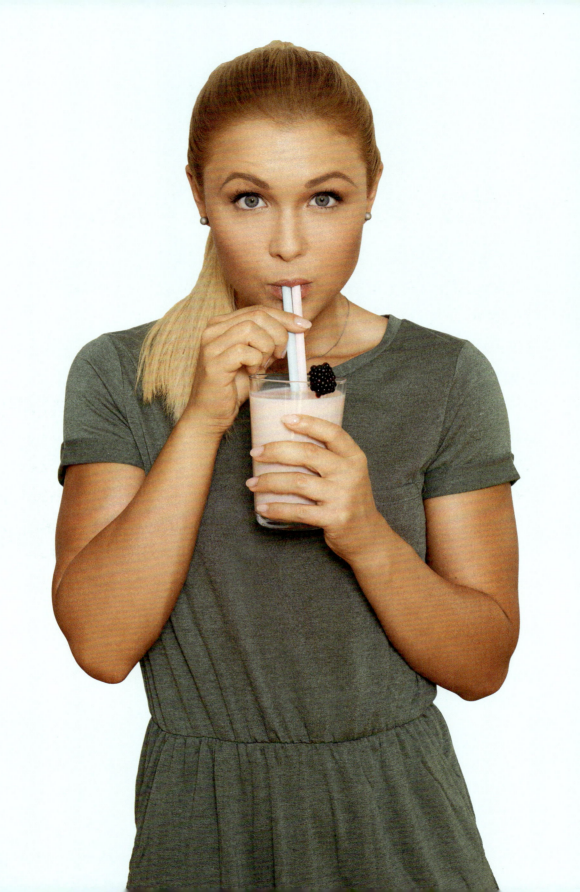

# After-Workout-Shakes

Meine After-Workout-Shakes sind schnell zubereitet, lassen sich problemlos vorbereiten und überallhin mitnehmen. Ein leckerer Shake versorgt dich nach dem Training mit der nötigen Portion Eiweiß, um Muskulatur aufzubauen und das Körperfett schmelzen zu lassen. Zudem unterstützen dich die Proteine bei der Regeneration und beschleunigen die Zeit, die dein Körper für die Reparatur kleinerer Muskelverletzungen benötigt. Früchte geben dir Energie für den restlichen Tag, füllen deine leeren Glykogenspeicher wieder auf und versorgen dich mit wichtigen Mineralstoffen und Vitaminen.

>>Wenn man sich auf eine leckere Belohnung freuen kann, macht das Training gleich doppelt Spaß!<<

## Meine Rezepte

# Mandel-Bananen-Shake

### Für 1 Portion
*290 kcal • 26 g EW • 6 g F • 30 g KH*

*1 Banane*
*250 ml Mandeldrink*
*2 EL Eiweißpulver, Vanillegeschmack*
*1 TL Mandelmus*

### So geht's
1. Die Banane schälen und in Stücke schneiden.
2. Alle Zutaten in den Standmixer geben oder mit dem Pürierstab zu einem cremigen Shake mixen.

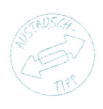

Wähle Whey, Mehrkomponentenprotein oder ein veganes Eiweißpulver als Proteinquelle für den Mandel-Shake. Erfrischender wird er, wenn du noch einige Eiswürfel in deinen Shake gibst.

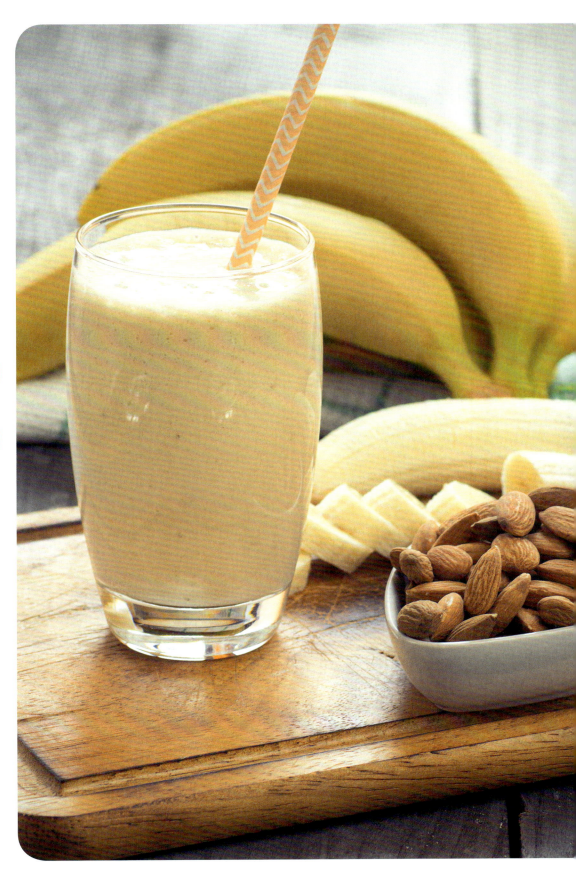

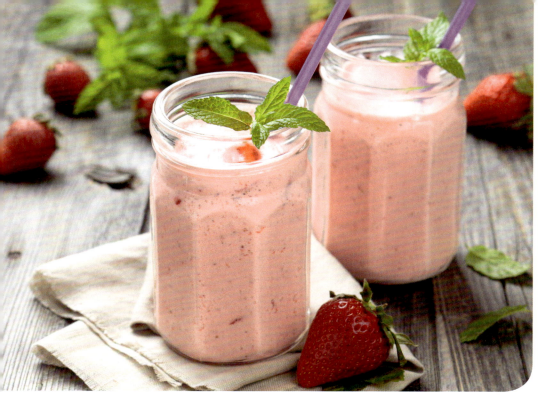

# Erdbeer-Joghurt-Shake

**Für 1 Portion**

*290 kcal • 29 g EW • 5 g F • 28 g KH*

100 g Erdbeeren, frisch oder tiefgefroren
150 g Magerquark
250 g Naturjoghurt (1,5 % Fett)
1 EL Kakaopulver, stark entölt

**So geht's**

1. Die Erdbeeren waschen und entkelchen.
2. Alle Zutaten in den Standmixer geben oder mit dem Pürierstab zu einem cremigen Shake mixen. Falls nötig, noch etwas Wasser dazugeben.

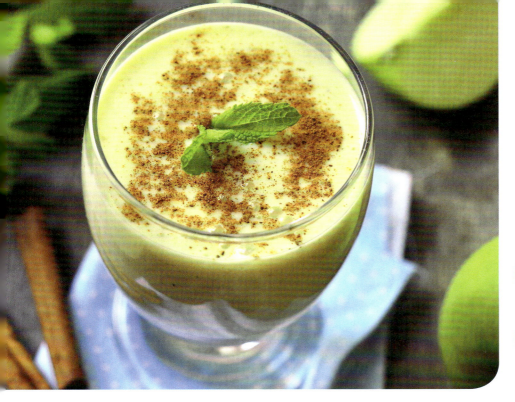

# Spicy Apfel-Shake

### Für 1 Portion
298 kcal • 27 g EW • 6 g F • 33 g KH

250 g Magerquark
10 g Erdnussmus, ungesüßt
1 Apfel
1 Msp. Zimtpulver
1 Msp. frisch gemahlener schwarzer Pfeffer
   oder Chilipulver

### So geht's
1 Alle Zutaten mit 100 ml Wasser mit dem Pürierstab oder im Standmixer zu einem Shake mixen.

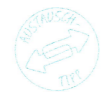

Statt Apfel kannst du auch Papaya oder Kaki probieren. Einen Drink mit Papaya solltest du sofort verzehren. Denn das Enzym in der Papaya zerlegt das Eiweiß in Milchprodukten und lässt den Shake bitter schmecken.

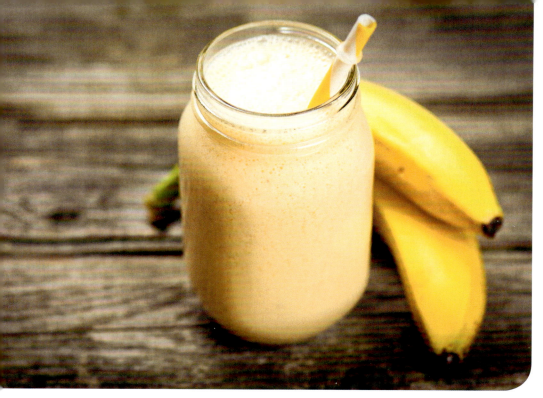

# Bananen-Ingwer-Shake

## Für 1 Portion
*300 kcal • 26 g EW • 3 g F • 40 g KH*

2 EL veganes Eiweißpulver, z. B. Reisprotein
1 Banane
1 Stück Ingwer (haselnussgroß)
1 Msp. gemahlener Kardamom
1 Msp. Zimtpulver
250 ml Mandeldrink

## So geht's

1 Alle Zutaten mit dem Pürierstab oder im Standmixer zu einem Shake mixen.

Reisprotein wird ausschließlich aus Naturreis hergestellt und enthält etwa 80 % Eiweiß. Reisprotein ist vegan, glutenfrei und laktosefrei sowie von guter biologischer Wertigkeit. Das pflanzliche Eiweiß ist geschmacksneutral und kohlenhydratarm.

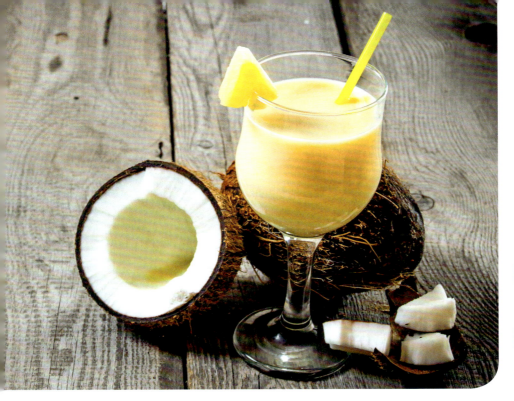

# Piña-Colada-Smoothie

### Für 1 Portion
*327 kcal • 24 g EW • 6 g F • 40 g KH*

*200 ml Kokosdrink*
*100 g ungesüßte Ananas*
   *(frisch oder aus der Dose)*
*2 EL Eiweißpulver, Kokos- oder*
   *Vanillegeschmack*
*1 TL Kokosraspel*

### So geht's
1  Alle Zutaten mit 100 ml Wasser mit dem Pürierstab oder im Standmixer zu einem Shake mixen.

**Meine Rezepte**

# Eiweiß, Vitamine und Mineralstoffe

Die folgenden Zutaten sind ein Muss in vielen meiner Shakes:

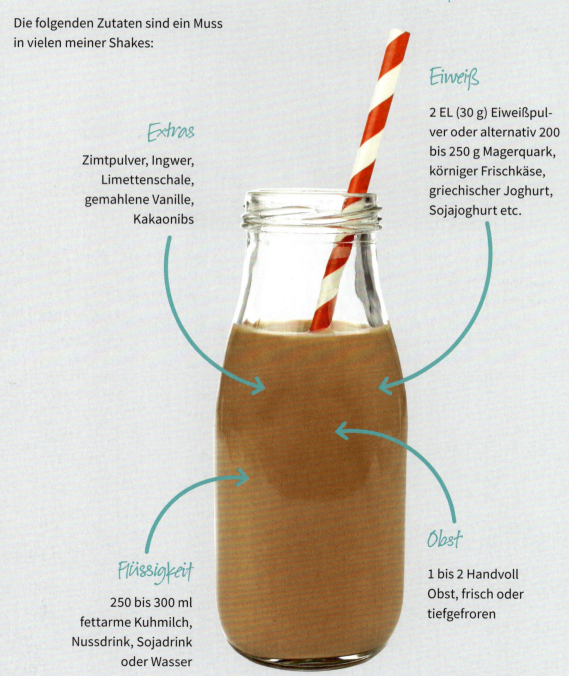

### Extras
Zimtpulver, Ingwer, Limettenschale, gemahlene Vanille, Kakaonibs

### Eiweiß
2 EL (30 g) Eiweißpulver oder alternativ 200 bis 250 g Magerquark, körniger Frischkäse, griechischer Joghurt, Sojajoghurt etc.

### Flüssigkeit
250 bis 300 ml fettarme Kuhmilch, Nussdrink, Sojadrink oder Wasser

### Obst
1 bis 2 Handvoll Obst, frisch oder tiefgefroren

## Eiweiß, Vitamine und Mineralstoffe

# Meine Eiweißempfehlungen

Die folgenden drei Eiweißprodukte kannst du bei den Shakes gern abwechselnd nutzen – je nachdem, was dir am meisten zusagt. Bei Laktoseintoleranz greife auf Pflanzenmilch zurück.

## Molkenproteinpulver (Whey)

Whey-Proteinpulver von guter Qualität besteht aus hochwertigem Molkenprotein und zu einem hohen Anteil aus essenziellen Aminosäuren. Whey-Protein ist leicht verdaulich und wird von den Muskeln schnell aufgenommen.

## Kasein (Milcheiweiß)

Unter Kasein werden verschiedene Proteine zusammengefasst, die den Hauptbestandteil des Milcheiweißes ausmachen. Natürliches Milcheiweiß besteht zu 80 Prozent aus Kasein und zu 20 Prozent aus Molkenprotein. Kasein wird langsam verdaut und verstoffwechselt und versorgt die Muskulatur kontinuierlich.

## Soja-, Reis- und Hanfprotein

Diese Varianten sind ideal bei Laktoseunverträglichkeit beziehungsweise Milcheiweißallergie, außerdem sind sie für Veganer geeignet. Wer glaubt, tierisches Protein sei wertvoller, liegt falsch, denn die hochwertigen pflanzlichen Eiweiße überzeugen mit einer biologischen Wertigkeit von 85 (siehe Seite 110/111).

www.sophia-thiel.com | 171

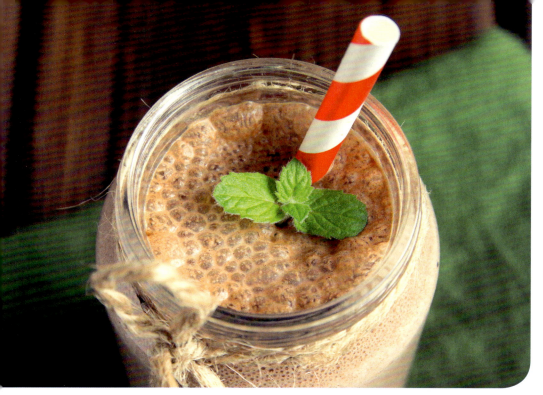

# Schoko-Minze-Shake

## Für 1 Portion

296 kcal • 27 g EW • 6 g F • 29 g KH

200 ml Mandeldrink
2 EL Eiweißpulver, Schokogeschmack
1 Banane
1 TL Cashewkernmus
1 EL Kakaopulver, schwach entölt
3 Minzeblätter

## So geht's

1. Alle Zutaten mit dem Pürierstab oder im Standmixer zu einem Shake mixen.

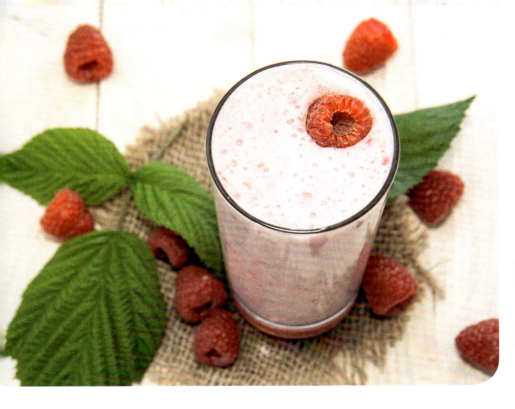

## Himbeer-Buttermilch-Shake

### Für 1 Portion
*285 kcal • 32 g EW • 2 g F • 31 g KH*

100 g Himbeeren
200 ml Buttermilch
250 g Magerquark
1 TL Agavendicksaft

### So geht's
1. Die Himbeeren vorsichtig waschen und in einem Sieb abtropfen lassen.
2. Alle Zutaten mit dem Pürierstab oder im Standmixer zu einem Shake mixen.

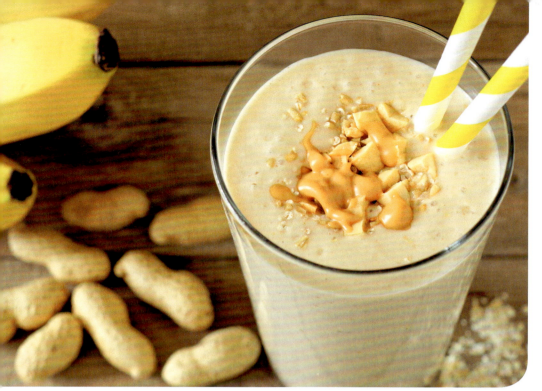

# Bananen-Erdnuss-Shake

### Für 1 Portion
*290 kcal • 27 g EW • 5 g F • 30 g KH*

*250 ml Mandeldrink*
*2 EL Eiweißpulver, Schokogeschmack*
*1 Banane*
*je 1 Prise Salz und Zimtpulver*
*1 TL (5 g) Erdnussmus, ungesüßt*

### So geht's
1 Alle Zutaten mit dem Pürierstab oder im Standmixer zu einem Shake mixen.

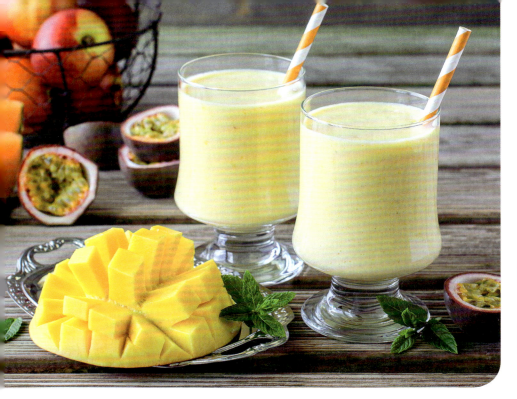

# Tropical Smoothie

## Für 1 Portion

*266 kcal • 25 g EW • 2 g F • 34 g KH*

½ Passionsfrucht
50 g Mango
100 ml Kokosdrink
250 g Magerquark

## So geht's

1. Das Fruchtfleisch der Passionsfrucht aus der Schale lösen. Die Mango schälen und grob würfeln.
2. Alle Zutaten mit dem Pürierstab oder im Standmixer zu einem Shake mixen.

**Meine Rezepte**

# Grüner Power-Smoothie

## Für 1 Portion
*300 kcal • 29 g EW • 4 g F • 40 g KH*

*2 Handvoll Feldsalat oder
   Blattsalat deiner Wahl*
*¼ Gurke*
*1 Banane*
*50 g ungesüßte Ananas
   (frisch oder aus der Dose)*
*2 EL veganes Eiweißpulver, z. B. Hanfprotein*
*250 ml Mandeldrink*

## So geht's
1 Den Salat waschen und abtropfen lassen, gegebenenfalls kleiner zupfen. Die Gurke waschen und grob würfeln. Die Banane schälen.
2 Alle Zutaten mit dem Pürierstab oder im Standmixer zu einem Shake mixen.

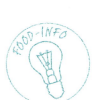

Hanfprotein ist ein pflanzliches Eiweißpulverkonzentrat, das aus den Samen der Hanfpflanze gewonnen wird. Das gluten- und laktosefreie Eiweiß ist leicht verdaulich sowie mineralstoffreich.

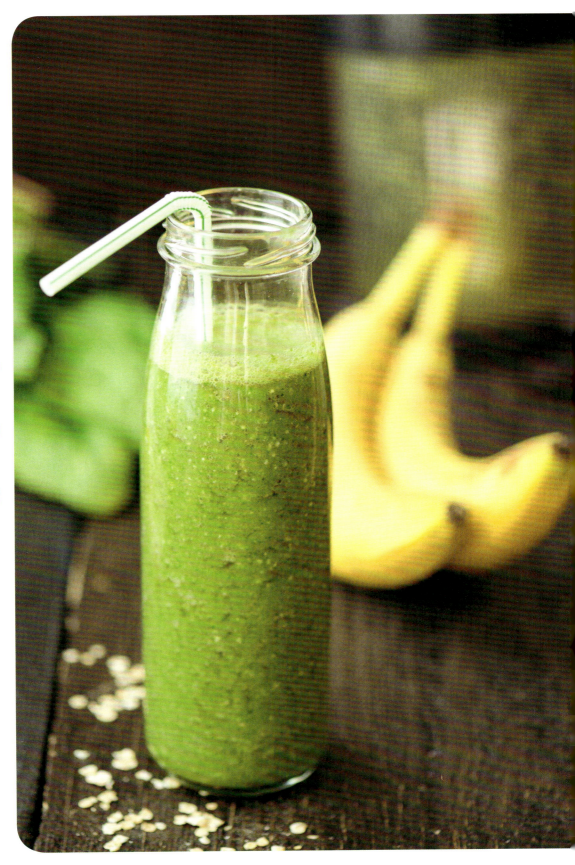

## Meine Rezepte

# Rote-Bete-Shake mit Orange

### Für 1 Portion

*274 kcal • 25 g EW • 2 g F • 30 g KH*

*1 kleine Rote Bete, gegart (eingeschweißt)*
*½ Orange*
*½ Banane*
*2 EL veganes Eiweißpulver, z. B. Sojaeiweiß*
*1 Msp. Zimtpulver*
*200 ml Sojadrink oder Wasser*

### So geht's

1. Die Rote Bete würfeln. Die Orange und die Banane schälen und in Stücke schneiden.
2. Alle Zutaten mit dem Pürierstab oder im Standmixer zu einem Shake mixen.

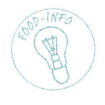

Sojaeiweiß ist eine hochwertige pflanzliche Alternative und besitzt eine biologische Wertigkeit von 85. Sojaeiweißpulver wird aus Sojabohnen hergestellt und ist laktosefrei.

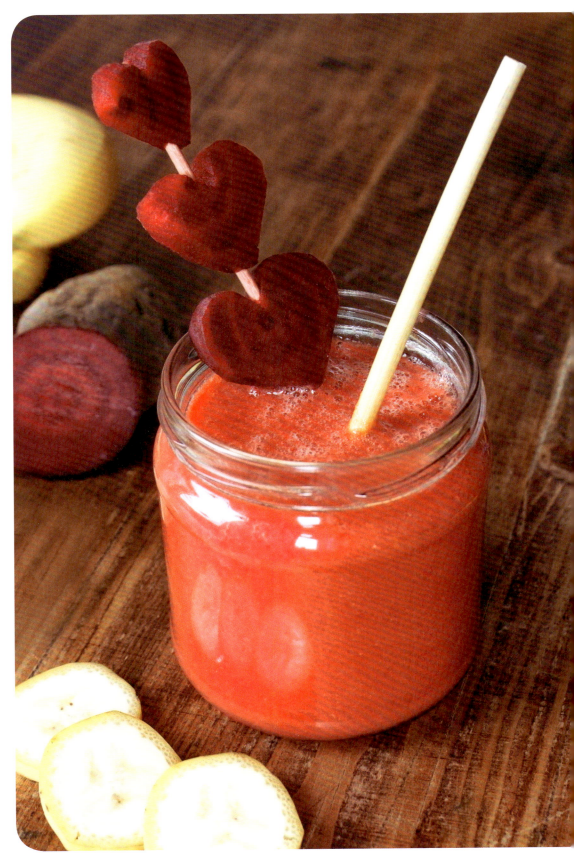

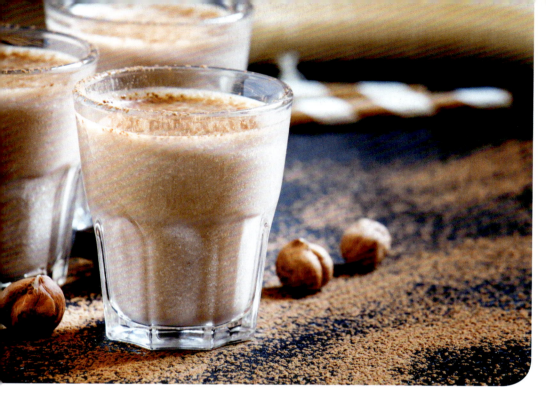

# »Cookies & Cream«-Shake

### Für 1 Portion

*288 kcal • 26 g EW • 5 g F • 31 g KH*

*1 kleine Banane*
*2 EL Eiweißpulver, z. B. »Cookies & Cream«*
*2 EL Sojajoghurt*
*250 ml Haselnussdrink*
*1 TL gemahlene Vanille*
*1 Prise Meersalz*

### So geht's

1 Die Banane schälen und in Stücke schneiden.
2 Alle Zutaten mit dem Pürierstab oder im Standmixer zu einem Shake mixen.

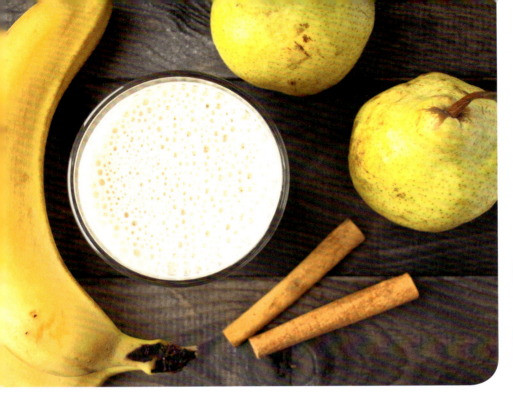

# Birnen-Buttermilch-Shake

### Für 1 Portion

*297 kcal • 30 g EW • 2 g F • 39 g KH*

*100 g Birne*
*50 g Banane*
*1 Stück Ingwer (haselnussgroß)*
*200 ml Buttermilch*
*250 g Magerquark*
*1 Msp. Zimtpulver*

### So geht's

1. Die Birne waschen, vierteln und das Kerngehäuse entfernen. Die Banane schälen. Den Ingwer schälen und hacken.
2. Alle Zutaten mit dem Pürierstab oder im Standmixer zu einem Shake mixen.

Anhang

# Rezeptregister

## A

Asia-Putenpfanne 116
Asiatischer Reissalat mit Rindfleisch 69

## B

Bananen-Erdnuss-Shake 174
Bananen-Hafer-Pancakes mit Heidelbeer-
quark 46
Bananen-Ingwer-Shake 168
Beeren-Chia-Aufstrich 57
Birnen-Buttermilch-Shake 181
Blumenkohl-Kartoffel-Curry mit Tofu 95
Blumenkohlpizza 121
Blumenkohlpüree mit Bohnen und
Mandelparmesan 120
Bratapfel-Porridge 37
Brötchen mit Avocado und Ei 50
Bunte Paella 71
Buntes Ofengemüse mit Feta 117

## C

Chia-Beeren-Pudding mit Avocadomus 29
Chocolate-Peanutbutter-Porridge 36
Chocolate-Peanutbutter-Shake 159
»Cookies & Cream«-Shake 180

## D

Dreierlei Gemüsepommes mit Lachs 80

## E

Eiweißbrot mit Kürbiskernen 54
Eiweißriegel selbst gemacht 154
Erdbeer-Quinoa-Porridge 31
Erdbeer-Joghurt-Shake 166
Erdnuss-Cookies 147

## F

Feldsalat mit Knusperhähnchenfilet 101
Fitness-Knäckebrot 55
Fitness-Milchreis 146
Fluffiges Rührei mit Kichererbsen 53
Frühstücks-Crumble 40

## G

Gebackenes Gemüse mit Hähnchenbrust 78
Gefüllte Eier 143
Gefüllte Zucchini mit Sojahack 106
Gemüsekuchen mit Süßkartoffel 93
Gemüsemuffins 140
Gemüseomelett mit Hähnchenstreifen 107
Gemüsepfanne mit Spiegelei 122
Gemüsepuffer mit Kressequark 124

# Rezeptregister

Gemüse-Putenpfanne mit Cashew-kernen 102
Gemüse-Schinken-Muffins 51
Geröstete Curry-Blumenkohlsuppe 62
Grüner Power-Smoothie 176
Grünkohlchips 142
Gurkenschiffchen mit Thunfischsalat 138
Guten-Morgen-Smoothie 45

## H

Hähnchen in Erdnusssoße 105
Hähnchen mit Süßkartoffelstampf und Spinat 70
Hähnchenschnitzel Caprese mit Selleriepüree 98 f.
Hawaii-Frühstück 35
Heidelbeer-Zimt-Shake 44
Himbeer-Buttermilch-Shake 173
Hüftsteak mit grünen Bohnen 108
Hummus 148

## K

Karotten-Kichererbsen-Salat 84
Kartoffelsalat mit Tofuwiener 92
Key-Lime-Shake 160
Kidneybohnen mit Hack in Tomatensoße 76
Knusperfischstäbchen mit Würzspinat 127
Kräuterfrikadellen mit Tomaten-Gurken-Salat 118
Kräuter-Hummus 148
Kürbis-Feta-Salat 85

## L

Lachs-Frischkäse-Aufstrich 56
Leichte Spinat-Feta-Quiche 88
Leichte Thunfischpizza 131
Lemon-Cheesecake-Muffins 144
Linsen-Spargel-Salat mit Ei 90 f.

## M

Mandel-Bananen-Shake 164
Minikokosriegel Low-Carb 155

## O

Ofenfisch mit Kräutertomaten und Gurkensalat 128
Ofenkürbis mit Putenstreifen und Minzedip 73

## P

Piña-Colada-Smoothie 169
Protein-Quark-Trüffel 150
Puten-Auberginen-Wraps 115
Putenbrust mit Erbsendip auf Feldsalat 104
Putenfrikassee mit Quinoa 72
Puten-Hackbällchen mit Sellerie-Kartoffelstampf 74

## Q

Quinoa-Hähnchen-Salat 67
Quinoapasta mit Hähnchen und Rucola 79

# Anhang

## R

Ratatouille mit Hackfleisch 75
Rote-Bete-Hummus 149
Rote-Bete-Shake mit Orange 178
Rote-Linsen-Kokos-Suppe 65
Rübli-Oats 32

## S

Scharfe Thunfisch-Kidney-Frikadellen 134
Schnelle Erbsen-Kräuter-Suppe 63
Schoko-Haselnuss-Aufstrich 58
Schoko-Knuspergranola 33
Schoko-Kokos-Shake 161
Schoko-Minze-Shake 172
Schoko-Nuss-Muffins 156
Schokopudding Low-Carb 152
Sommerrollen mit Hähnchenstreifen und
    Erdnussdip 77
Sophias Apfelwaffeln 47
Sophias Clubsandwich 49
Sophias Frühstücks-Oatmeal 39
Sophias gebrannte Mandeln 151
Sophias Taccos 100
Sophias Thunfischsalat 132
Sophias Vanille-Mandel-Eis 153
Spicy Apfel-Shake 167
Süßkartoffel-Hummus 149

## T

Thaicurry mit Hühnerfleisch 112 f.
Thailändischer Hähnchen-Reis-Salat 68

Tofu-Pilz-Pfanne 119
Tofurührei 52
Tomaten-Taboulé mit Joghurtdip 86
Tropical Chiajoghurt 28
Tropical Smoothie 175

## V

Vanille-Frappuccino-Shake 158
Vanillequark mit gehackten Pistazien 157
Vanillequark mit Pfirsich und Pistazien 38
Veggie-Chili 94
Veggie-Gulasch 123
Veggie-Wraps 87

## W

Walnuss-Kartoffel-Salat mit Hähnchen 66
Wokgemüse mit Kalbsstreifen 114
Würzige Knabbererdnüsse 141

## Z

Zimtiger Bananen-Chia-Pudding 30
Zucchinichips 139
Zucchininudeln mit Pesto und Garnelen 126
Zucchinipasta mit Zitronenlachs 130

# Bildnachweis

# Bildnachweis

**Dan Carabas:** S. 4, 8, 16, 23, 24, 26, 60, 96, 136, 162

**Fotolia**
A_Lein: S. 38, 54, 55, 79, 156
Africa Studio: S. 83
aleksandran: S. 181
alex9500: S. 109
anna_shepulova: S. 73
annaileish: S. 149 o.
annapustynnikova: S. 149 u.
Annett Seidler: S. 122
Artem Shadrin: S. 169
azurita: S. 126
BillionPhotos.com: S. 105
Boris Ryzhkov: S. 130
Claudia Holzmann: S. 53
cook_inspire: S. 62
dolphy_tv: S. 56
Doris Heinrichs: S. 135
Doris Heinrichs: S. 91
dusk: S. 31
Eva Gruendemann: S. 125
Ezume Images: S. 99
f8grapher: S. 121
fahrwasser: S. 150
farbled_01: S. 78
FomaA: S. 72
fotek: S. 101
gitusik: S. 39
gkrphoto: S. 66
ivanmateev: S. 95
Jenifoto: S. 170
Joshua Resnick: S. 81 o., 100
jumpstarter: S. 113
karepa: S. 43 re., 133
kate_smirnova: S. 85
Kitty: S. 52, 92, 94
kristina rütten: S. 142
lecic: S. 165

lidante: S. 29
lilechka75: 33, 37, 45, 159, 167
littlehandstocks: S. 152
M.studio: S. 106
manyakotic: S. 115
Mara Zemgaliete: S. 67
mariankadlec: S 155
matttilda: S. 179
mizina: S. 172
nata_vkusidey: S. 30, 50, 148 u.
nblxer: S. 44
Peteers: S. 46
photocrew: S. 42 re.
rainbow33: S. 146
Ruslan Mitin: S. 28
sarsmis: S. 34
saschanti: S. 175
shaiith: S. 77
Silvia Bogdanski: S. 84
Svariophoto: S. 129
timolina: S. 48, 75, 116
tunedin: S. 57
Viktorija: S. 41
Vitalina Rybakova: S. 166
werification: S. 147

Icon unter Verwendung von Illustration Happy Art/Fotolia.com

**iStockphoto**
5PH: S. 180
etitarenko: S. 177
HandmadePictures: S. 168, 173
Ju-Lee: S. 139
kobeza: S. 58
Olha_Afanasieva: S. 89
Robyn Mackenzie: S. 76
Szakaly: S. 47
Viktorija Kuprijanova: S. 148 o.

**Shutterstock**
Anchiy: S. 161
Anji77702: S. 140
Ariane Hoehne: S. 86
Dionisvera: S. 40
Elena Schweitzer: S. 63
Elena Veselova: S. 158
Evgeny Karandaev: S. 144
Ferumov: S. 42 li
fotoearl: S. 117
GooDween123: S. 138
HandmadePictures: S. 134
Hong Vo: S. 36
JeniFoto: S. 174
Kathy BurnsMillyard: S. 51
Lucky_elephant: S. 64
Luis Echeverri Urrea: S. 160
Maks Narodenko: S. 114
marekuliasz: S. 43 u.
Maria Medvedeva: S. 43 o.
matin: S. 151
Nikola Bilic: S. 157
Oksana Mizina: S. 74
Oleksandra Naumenko: S. 145
Oliver Hoffmann: S. 143
Sann von Mai: S. 32
Showcake: S. 102
siamionau pavel: S. 118
Syda Productions: S. 111
Tei Sinthip: S. 81 u.
Valentina Razumova: S. 124
**Sophia Thiel privat:** S. 6
**Thomas Seifert:** 11, 103, 119
**Bilder der Teilnehmerinnen am Programm, Katharina, Lisa, Kira und Winona, privat:** S. 12, 13

www.sophia-thiel.com | 185

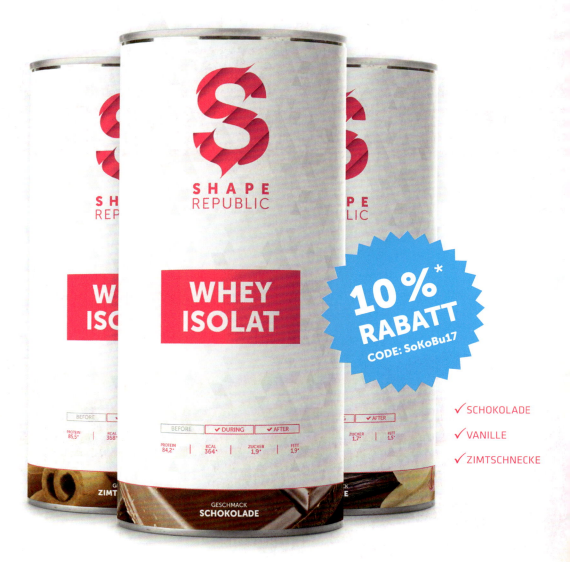

- SCHOKOLADE
- VANILLE
- ZIMTSCHNECKE

# READY TO GET IN SHAPE?
## TESTE JETZT SOPHIAS LIEBLINGSPROTEIN

HOHER PROTEINGEHALT

MIT GLUTAMIN

HERGESTELLT IN DEUTSCHLAND

* Der Gutschein ist gültig für den Kauf einer 600 g Dose Whey Isolat der Marke Shape Republic und kann bis zum 30.06.2017 unter www.sophiathiel.vitafy.de eingelöst werden. Der Gutschein ist nicht mit anderen Aktionen kombinierbar.

www.sophiathiel.vitafy.de

# BESTELLE JETZT EINEN NAHRUNGS-MITTELUNVERTRÄGLICHKEITSTEST UND ERHALTE EINEN HISTAMINTEST GRATIS DAZU!

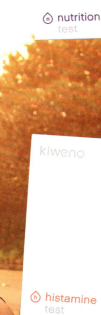
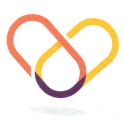

**EXKLUSIVES ANGEBOT**
für Sophias Fans!

GUTSCHEINCODE:
**SOPHIATHIELSPECIAL**

**?** Wusstest du, dass Nahrungsmittelunverträglichkeiten deinen Stoffwechsel, dein Gewicht und deine sportliche Performance beeinflussen können? Finde jetzt heraus, was dir gut tut und erreiche deine beste Form!!

Dr. med. Roland Fuschelberger
Medizinischer Leiter kiweno

Gutscheincode ist gültig bis 31.12.2017

kiweno.com

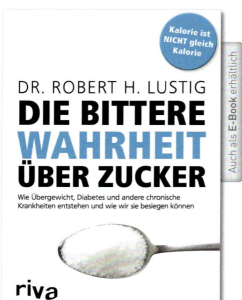

384 Seiten
19,99 € (D) | 20,60 € (A)
ISBN 978-3-86883-863-3

Dr. Robert H. Lustig
**Die bittere Wahrheit über Zucker**
Wie Übergewicht, Diabetes und andere chronische Krankheiten entstehen und wie wir sie besiegen können

Zucker ist giftig, macht abhängig und krank – ist aber gleichzeitig allgegenwärtig. Zuckerfrei zu leben scheint geradezu unmöglich. Da wir heutzutage immer beschäftigt sind und kaum Zeit zum Kochen haben, greifen wir auf verarbeitete Lebensmittel zurück. Aber genau diese sind verantwortlich dafür, dass viele Menschen immer weiter zunehmen und Diabetes und chronische Krankheiten auf dem Vormarsch sind. Der Arzt und Professor Dr. Robert H. Lustig deckt die Wahrheit über zuckerreiche Nahrung auf: Zu viel Zucker kann schwere Krankheiten verursachen – selbst bei Menschen, die nicht übergewichtig sind. Diäten, bei denen nur Fett reduziert wird, funktionieren nicht. Die Lebensmittelindustrie reichert unsere Nahrungsmittel mit verstecktem Zucker an und auf solche Lebensmittel muss man verzichten, um diesen Zucker zu vermeiden. Die Politik macht sich mitschuldig und verschlimmert die Lebensmittelkatastrophe noch weiter. Dieses Buch verändert die Sichtweise auf unsere Nahrung radikal und eröffnet zugleich die Chance auf ein gesünderes und glücklicheres Leben. Es bietet einzigartige und wissenschaftlich fundierte Strategien, wie man sinnvoll Gewicht verlieren und wieder fit werden kann.

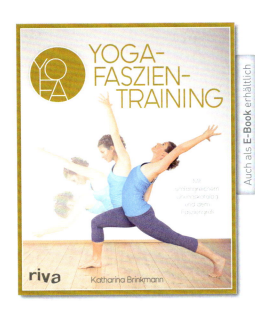

208 Seiten
19,99 € (D) | 20,60 € (A)
ISBN 978-3-86883-757-5

Katharina Brinkmann

**Yoga-Faszien-training**

Mit umfangreichem Übungskatalog und dem Fasziengruß

Unser Bindegewebe, auch Faszien genannt, ist ein feines Netzwerk, das unsere Muskeln und Organe umschließt und unseren Körper stabilisiert. Wer fit, beweglich und schmerzfrei durchs Leben gehen will, sollte etwas für seine Faszien tun, denn diese verfilzen und verkleben mit zunehmendem Alter bei einseitiger Belastung. Dadurch werden wir unbeweglich und steif. Yoga ist ein ideales Faszientraining. Es löst Blockierungen in den Energiebahnen, dehnt die Muskeln und das tiefer liegende Bindegewebe. Dabei verfolgt dieses Buch im Vergleich zum eher schonenden Yin-Yoga eine dynamische und belebende Herangehensweise. Die Übungen dienen der Kräftigung und Stabilisierung der Körpermitte. So wird die Haltung insgesamt verbessert und Rückenschmerzen können erst gar nicht entstehen. Die Yogaübungen und ein optimal an die Faszien angepasster Sonnengruß, der Fasziengruß, trainieren das Bindegewebe optimal, um ein Leben lang geschmeidig, beweglich und verletzungsfrei zu bleiben.

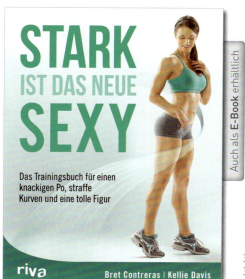

320 Seiten
34,99 € (D) | 36,00 € (A)
ISBN 978-3-86883-786-5

Bret Contreras
Kellie Davis

**Stark ist das neue Sexy**

Das Trainingsbuch für einen knackigen Po, straffe Kurven und eine tolle Figur

In den letzten Jahren hat sich das allgemeine Schönheitsideal gewandelt: weg vom Magerwahn, hin zu einer gesunden, starken Figur. Essenziell hierfür ist das Training der Gesäßmuskeln – die größte und kräftigste Muskelgruppe unseres Körpers. Deshalb hat der Fitnessexperte und Bestsellerautor Bret Contreras viele Jahre lang nach den besten Methoden geforscht, mit denen Frauen einen knackigen Po und straffere Kurven bekommen. In diesem umfassenden Handbuch präsentiert er die Trainingsprogramme, die sich bei seinen Klientinnen als hochwirksam erwiesen haben. Sie erhöhen die magere Muskelmasse in der Gesäßmuskulatur, formen einen wohlgerundeten, straffen Po und stärken das weibliche Selbstvertrauen. Dieses Buch enthält zahlreiche Hintergrundinformationen zur weiblichen Anatomie und schafft ein Bewusstsein dafür, warum so viele Fitnessprogramme Frauen nicht dabei helfen, ihr Ziel zu erreichen. Befreien auch Sie sich mit einem umfassenden Ernährungsplan und über 200 Übungen aus dieser Tretmühle und werden Sie von Kopf bis Fuß kraftvoller, energiegeladener, fitter und glücklicher!

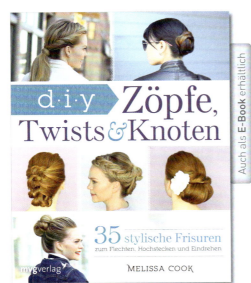

144 Seiten
14,99 € (D) | 15,50 € (A)
ISBN 978-3-86882-702-6

Melissa Cook
**Zöpfe, Twists und Knoten**
35 stylische Frisuren zum Flechten, Hochstecken und Eindrehen

Endlich haben die Zeiten vom immer gleichen Pferdeschwanz ein Ende! Ob Schule, Büro oder Ausgehen am Abend – in diesem Buch werden über 30 Frisuren für den Alltag und besondere Anlässe Schritt für Schritt erklärt, sodass sie kinderleicht nachgemacht werden können. Ob Knoten, Hochsteck- oder Flechtfrisuren – Melissa Cook bietet tolle Stylings für jede Gelegenheit – und zwar ohne, dass man stundenlang vor dem Spiegel stehen muss. Als Inspiration und zum einfachen Nachstylen sind die Anleitungen für diese modernen Frisuren zudem durch hochwertige, vierfarbige Fotos bebildert.

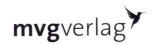

Wenn Sie **Interesse** an **unseren Büchern** haben,

z. B. als Geschenk für Ihre Kundenbindungsprojekte, fordern Sie unsere attraktiven Sonderkonditionen an.

Weitere Informationen erhalten Sie bei unserem Vertriebsteam unter +49 89 651285-154

oder schreiben Sie uns per E-Mail an:

vertrieb@rivaverlag.de

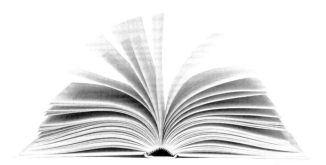

riva